Uma casa que não pode cair

Júlia Jalbut

Encontrando calma e coragem diante do sofrimento de quem amamos

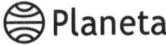

Copyright © Júlia Jalbut, 2023
Copyright © Editora Planeta do Brasil, 2023
Todos os direitos reservados.

Organização de texto: Clarissa Oliveira
Preparação: Ana Laura Valerio
Revisão: Valquíria Matiolli e Carmen T. S. Costa
Projeto gráfico e diagramação: TODA Oficina
Capa: TODA Oficina
Fotos de miolo: Ed Viggiani (p. 124, 156, 186, 242, 247); Lorena Dini (p. 69, 70a); Mariana Harder (p. 6, 8, 22, 46, 70b, 155, 219, 220)

O conteúdo a seguir é baseado nas experiências pessoais da autora e nos estudos sobre os temas abordados, e de maneira alguma substitui aconselhamento médico ou psicológico. Os nomes de alguns personagens foram modificados para preservar suas respectivas identidades.

DADOS INTERNACIONAIS DE CATALOGAÇÃO NA PUBLICAÇÃO (CIP)
ANGÉLICA ILACQUA CRB-8/7057

Jalbut, Júlia
    Uma casa que não pode cair: encontrando calma e coragem diante do sofrimento de quem amamos / Júlia Jalbut. - São Paulo: Planeta do Brasil, 2023.
    256 p.

    ISBN 978-85-422-2158-9

    1. Luto 2. Doença 3. Jalbut, Júlia – Memória autobiográfica I. Título

23-2408

Índice para catálogo sistemático:
1. Luto

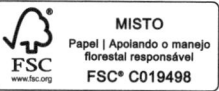

Ao escolher este livro, você está apoiando o manejo responsável das florestas do mundo

Acreditamos nos livros

Este livro foi composto em Dante MT Std e impresso pela Geográfica para a Editora Planeta do Brasil em maio de 2024.

2024
Todos os direitos desta edição reservados à
Editora Planeta do Brasil Ltda.
Rua Bela Cintra, 986, 4º andar – Consolação
São Paulo – SP – 01415-002
www.planetadelivros.com.br
faleconosco@editoraplaneta.com.br

Dedico este livro a você que me lê.

Quando você morreu, foi um pouco assim.
Quarto, cozinha, sala, quintal.
Quando você morreu, foi um alívio,
a coisa mais triste e, também, a mais bonita.
Cabeça, coração, barriga, pernas e mãos.
Quando vocês morreram, rachei um pedaço,
senti uma força macia,
a maior das proteções e também o desamparo.
Quando vocês morreram, eu olhei para trás,
para a frente, para dentro e para fora.
E escolhi.
Foi despedida e foi largada.
Foi porta e janela.
Tijolo, cimento, suor e tanta água.
Foi encontrar porto em alto-mar.
Um pouco assim.
Porta, porto, parto e portal.

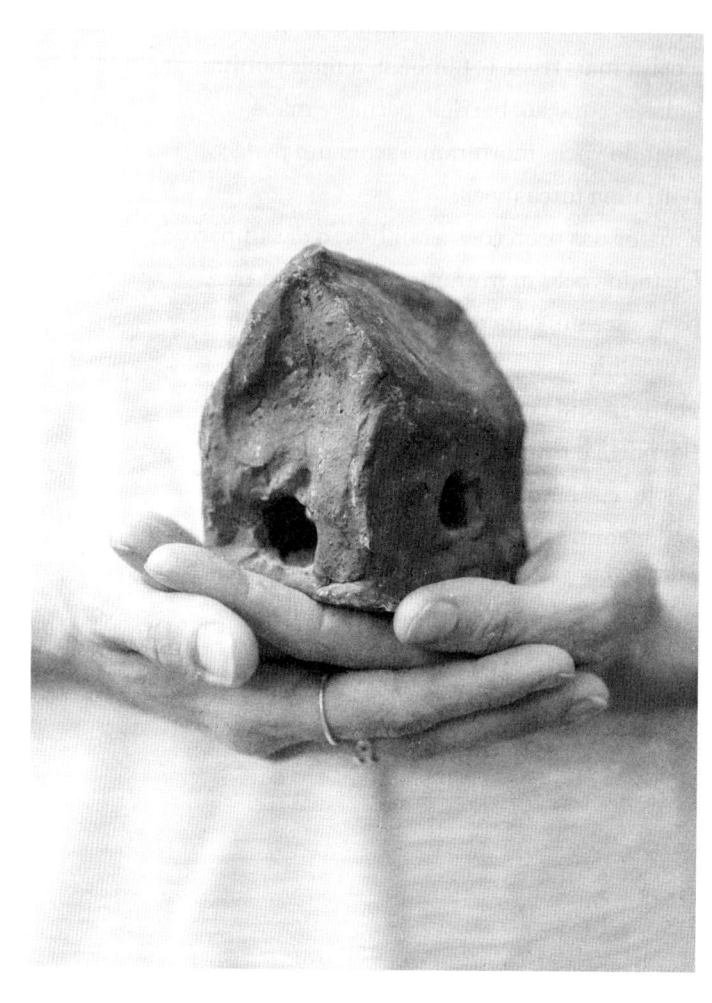

Sumário

Prefácio		9
Introdução		15
Capítulo 1	Quando a doença chega a quem a gente ama	23
Capítulo 2	Cuidando da pessoa, não apenas da doença	47
Capítulo 3	Como fica a vida de quem cuida?	71
Capítulo 4	Vida e morte no mesmo ambiente	101
Capítulo 5	A possibilidade de uma bela morte	125
Capítulo 6	Como existir num mundo sem ela?	157
Capítulo 7	Vários lutos sob o mesmo teto	187
Capítulo 8	Construindo novas memórias	221
Posfácio		243
Agradecimentos		248

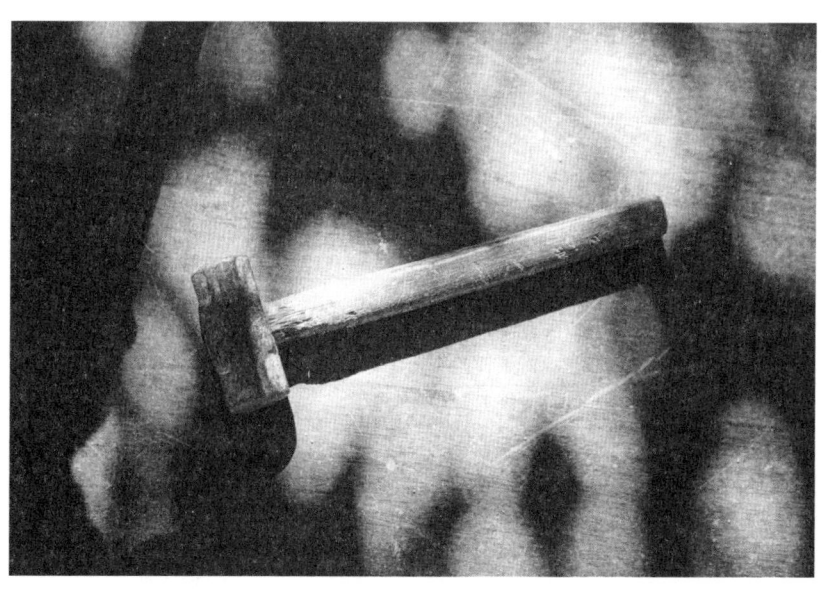

Prefácio

Carta a você, que lerá este livro

Olá, tudo bem?

Muito prazer! Sou Alexandre, psicólogo, podcaster (*Cartas de um terapeuta*) e escritor de vários livros publicados por esta mesma editora, mas aqui quero conversar com você apenas como leitor deste livro. Nossa única diferença é a temporalidade, por eu ter tido a bela oportunidade de lê-lo antes de você. Prometo ser decente e não dar spoilers, apenas comentar sobre o que eu pude sorver da essência desta obra. O ofício de um prefaciador é apenas enunciar, assoprar ideias do livro que virão como bolhas de sabão a tocar o rosto de quem tem a obra nas mãos. Ler para prefaciar é um exercício e tanto, porque sinto-me convidado a tocar a alma da obra e transformar esse toque de seda em uma roupagem da palavra que possa ser dita, sem profanar a surpresa bem-vinda da leitura subsequente. E eu me sinto assim: na delicadeza de uma bolha de sabão e do toque suave da seda que tenta ser expressão bem dita. Mas estou bem tranquilo, porque este livro não é um livro sobre ideais. É por ele ser um livro sobre o que é humanamente possível, o que é acessível à tessitura do tempo, que eu conseguirei escrever este prefácio sem medo de profaná-lo.

Júlia Jalbut escreveu um livro sagrado. Ele toca no céu do tabu e dialoga com a grama do cotidiano. Ele fala de morte e de vida com a mesma reverência, de tal maneira que em muitos momentos nos sentimos conectados a ambas as dimensões da existência, sem que isso seja necessariamente capitulado. Júlia acredita na não dualidade, e é mestra portanto em integrar o sim e o não, o talvez e o certo, a angústia e a paz, o inadequado e o possível. As palavras que você lerá a seguir contam a história de uma mulher, duas mortes fundantes em sua história, e tudo o que de mais contraditório aconteceu na jornada que ela estabeleceu para si, ao escolher viver tudo com tamanha inteireza. Júlia é uma autora de linhas que são escritas num exercício impressionante de entrega. Ela deixa tudo o que considera ser precioso de ser dito. Eu considero a generosidade entre humanos um ato sacral, e essa é mais uma justificativa para eu chamar este livro de sagrado. A generosidade de Júlia tangencia a borda do assombro. Ao ler este livro, suspirei várias vezes, pensando: *E ainda ela falou disso também, e dessa forma tão bem dita!*

Cuidar é um destino inexorável do humano. Não há forma de desenvolvermo-nos sem cuidar de alguém. Somos uma rede de cuidadores com outros nomes: família, amigos, líderes e liderados, pacientes, acompanhantes, doentes. Em todos esses níveis, somos testados em nossas capacidades de permanência. E, em todas as vezes, chegamos à conclusão de que somos impermanentes na condução desse ofício. Não conseguimos cuidar o tempo inteiro, porque precisamos passar ao outro lado do fluxo. Cuidar é um vão, é uma queda livre sem amparo muitas vezes, e é colchão macio inesquecível. Através das cenas de cuidado, reconhecemo-nos em densa humanidade, em franca compaixão, em inescapável irritabilidade, em deletéria culpa e em inconfessável ambivalência. Todas essas dimensões estão retratadas neste livro, que a partir de hoje será um dos meus presentes para quem estiver aniversariando, sendo sorteado como meu amigo secreto e estiver vivo, bem vivo. Viver e não ter a vergonha de ser feliz enquanto cuida de gente. Cantar e cantar e cantar a beleza de ser um eterno aprendiz da própria história, ensinada ao contrário, quando a angústia parece querer retirar-nos o ar. Porque cuidar, definitivamente, não impede que eu repita: como cena da vida, é bonita, é bonita e é bonita. É uma beleza que pode se manifestar muito depois, quando a lágrima seca anos depois, quando as saudades e as memórias do cuidado vão deixando espaço para a forma com que escolhemos contar toda aquela fase. Por isso, é uma beleza impertinente e estranha, que se esgueira por entre os dias como uma fístula ingrata, mas que o tempo faz com que ela se aperceba como tal. E eu posso lhe assegurar: a honestidade de Júlia é mesmo tamanha que ela chega a compartilhar conosco todas as faces e fases dos aprendizados com a função de cuidadora. Através da história dela, vamos entendendo o tempo que demora para realmente gestar o significado da beleza por ter vivido tudo aquilo. Entenda, só por essa dimensão, já valeria a sua leitura; contudo, espero que você possa me imaginar com olhos sorridentes e silêncio cristalino, assentindo a sua intuição de que esta leitura o guiará por muitos outros lugares em você.

Este é um livro para quem tem medo. Este é um livro para quem tem medo da morte. Este é um livro para quem tem medo de falar de morte. Este é um livro para quem tem medo de descobrir-se. Este é um livro para quem tem medo de encontrar-se menos nobre do que imaginava. Este é um livro para quem tem medo. Entregue seus medos a esta leitura. Há momentos em que a vida nos oferta um amparo, um abraço, um afago sem nome e que, no entanto, é sentido com o corpo inteiro. Nós precisamos desse tipo de espaço de segurança durante toda a existência, sob pena de a esperança escorrer pelas frestas do desalento. O livro de Júlia é um lugar seguro para você ancorar seus medos, para você ler em silêncio e conversar internamente com sua história, para você imaginar seus futuros mais temíveis. Porque, a todo momento, ela lhe deixa pistas muito precisas sobre como conversar com esses medos primordiais. Ela fala de si, mas jamais se esquece de nós, que estamos com seu livro em mãos. Ela faz deste livro uma prova suficiente para entendermos que há espaço para a introspecção e para a compaixão, para o silêncio e para a empatia, para si mesmo e para o outro. Ela fala dela, do mundo à sua volta, dos seus amores, e jamais nos desampara. Este livro é um tratado sobre o amparo diante do medo.

Por isso, eu o deixo com as páginas escritas por ela, porque você as merece intensamente. Eu desejo que você possa senti-lo com a mesma brisa que me banhou a alma ao lê-lo. Este é um livro que me fez pensar com o coração e sentir com a mente. Eu revivi partes de mim, reinventei passados que me desabitavam as memórias há tempos e pude imaginar futuros sem a sombra da solidão absoluta. Eu relembrei, com todas as células do corpo, que sou muitos, que sou complexo, que sou amor da cabeça aos pés, e que sou feito de paradoxos sem solução à espera de cenas que os melhorem em mim. Eu desejo que você possa trilhar as páginas seguintes como quem canta "Eu sei que vou te amar", essa canção imortal que, por ser transcendente em nós, faz parte da história que você lerá como o fogo que arde as bordas da vida.

Eu agradeço à Júlia por imaginar palavras em mim antes de convidar-me a escrever este prefácio. Agora suas palavras cravaram em minha pele a tatuagem da beleza possível. Agora, suas palavras me habitam, e eu tenho certeza de que serão morada de inúmeros corações. Porque, quando eu sentir saudade das palavras deste livro, voltarei a elas. Pois cada volta a estas palavras há de apagar algum traço de ausência de mim.

Um beijo para quem é de beijo, um abraço para quem é de abraço. Boa leitura.

Alexandre Coimbra Amaral

Autor de *Cartas de um terapeuta para seus momentos de crise*, *A exaustão no topo da montanha*, *De mãos dadas* e *Toda ansiedade merece um abraço* (todos pela Editora Planeta).

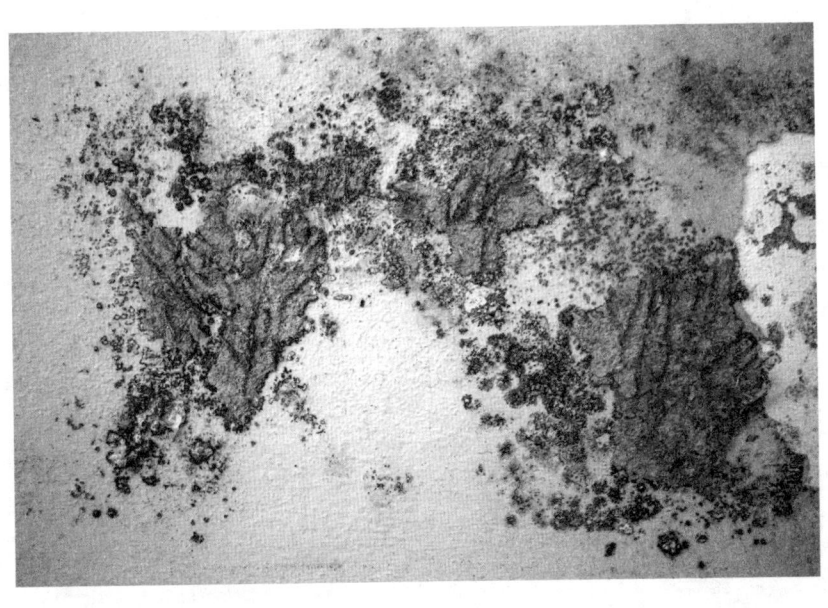

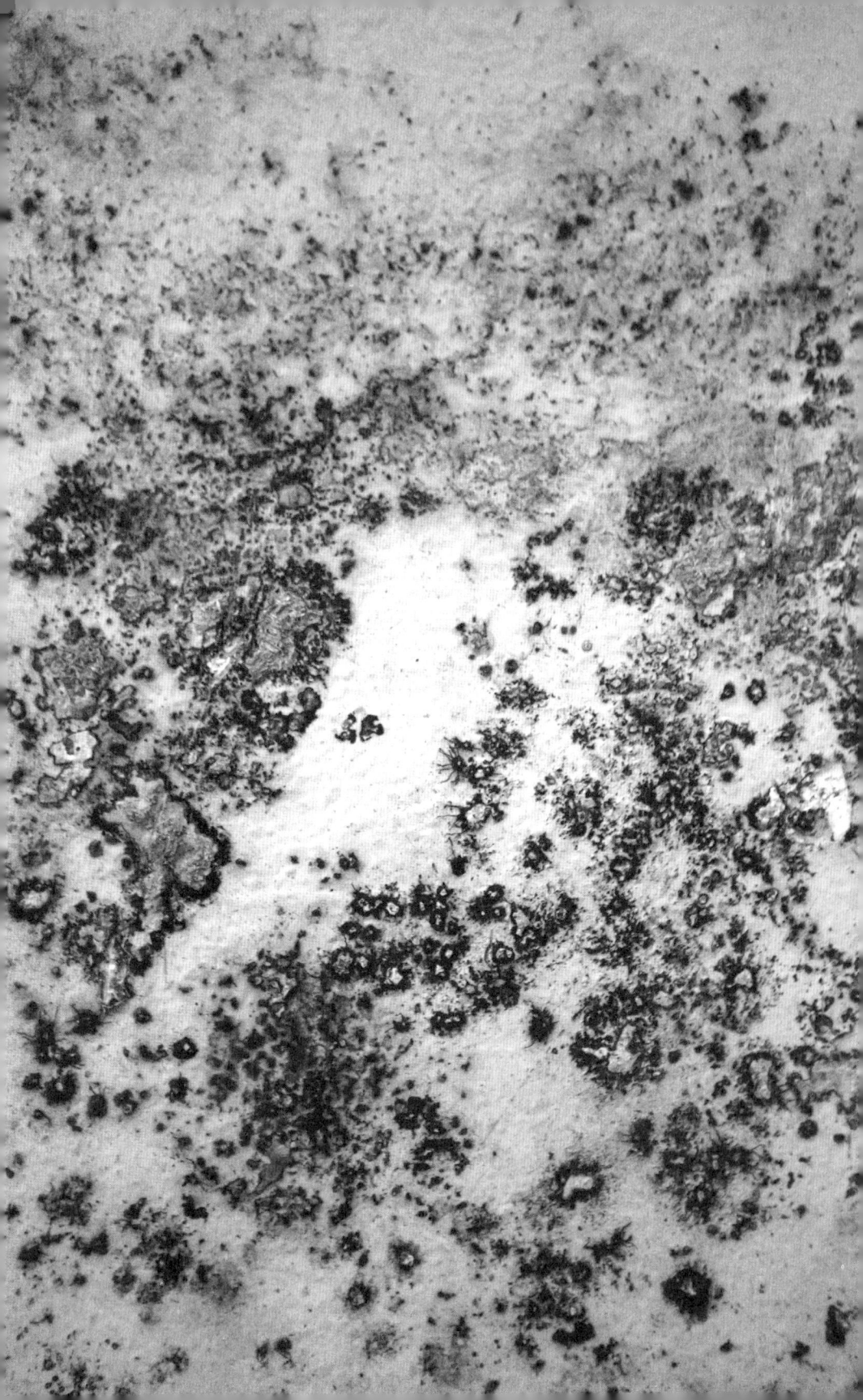

Introdução

Quando eu era criança, ainda bem pequena, tinha uma obsessão: queria comprar uma casa. Não uma casinha de boneca, mas uma casa de verdade. Eu tinha muitos cadernos em que desenhava diferentes fachadas, disposições de cômodos e possibilidades de decoração. Quando comecei a ganhar "semanada", gastava um pouquinho e o resto guardava. Inicialmente em um porco de cerâmica e depois numa poupança. Minha mãe me levou à agência onde tinha conta e abriu uma para mim. Me senti animada.

Por volta dos 8 anos, comecei a vender limonada no portão de casa; depois, aos 11, passei a fazer aulas de cerâmica e vendia muitas de minhas produções em uma loja no litoral norte de São Paulo. Uma vez meu primo, que também começara a ganhar um dinheirinho dos pais para comprar lanche na escola e guardava um pouquinho, me perguntou: "E aí, o que você vai fazer com o seu dinheiro?". Eu, bastante decidida, respondi: "Vou comprar uma casa". Lembro que havia em seu rosto um misto de desapontamento e incompreensão, e ele me respondeu: "Você não prefere um videogame?". Não, eu não preferia.

Anos mais tarde, fazendo yoga, senti, no vazio entre uma respiração e outra, algo difícil de colocar em palavras. Era uma tranquilidade, um alívio; uma paz, um silêncio. Nesse dia que tenho guardado na memória, me lembro de estar habitando somente uma parte de mim. Era como se eu estivesse morando apenas em meu peito. À medida que respirava, sentia que minha presença se esparramava em mim: aos poucos, um pouco de Júlia chegava à cabeça, aos braços, às pernas, ao pescoço, aos dedos das mãos e dos pés, na curvinha do joelho, na dobrinha do cotovelo. Era um alívio estar preenchida de mim. Era um alívio respirar e experimentar a fluidez da minha própria presença sem qualquer tipo de resistência. Eu estava onde deveria estar. No intervalo entre uma respiração e outra, me dei conta de que eu havia encontrado o lar que tanto buscava.

Foi através da yoga que visitei minhas mais profundas alegrias e angústias, meus medos, meus desejos, minhas aspirações, minhas dúvidas. Conheci minha coragem, meu marido, ouvi meu silêncio e os meus barulhos mais altos, aprendi a fazer amizade com eles, a permitir que emergissem e, também, se dissolvessem. Percebi minha potência e minhas fragilidades. Fui convidada a me olhar com amor e compaixão. Essa prática me ensinou a transformar; me mostrou o valor do tempo, da disciplina, da gentileza. Ela se tornou a grande lente pela qual enxergo a vida e suas impermanências.

Familiarizar-me com essas qualidades me ajudou muito em um capítulo marcante da minha vida: o infarto do meu pai em 2007 e tudo o que aconteceria em seguida. Eu tinha 22 anos, estava começando a bater minhas asinhas e aquilo mexeu completamente com minha bússola interna. Meu pai era um sonhador; engenheiro de profissão, o seu maior desejo era construir uma família e oferecer a ela certa estabilidade. No entanto, a busca pela concretização desse sonho foi marcada por turbulências que eu, pequena, interpretava como uma constante ameaça. Na ânsia por prover e realizar, meu pai não parava. Era diabético e, embora tivesse recebido alguns convites da vida para desacelerar e talvez recalcular a rota, ele sempre achava que daria para seguir em frente só mais um pouquinho. Até que a vida se encarregou de fazê-lo parar.

Ele tinha 58 anos quando sofreu o primeiro ataque cardíaco. Passou por uma longa (interminável) cirurgia, ficou na UTI, depois foi transferido para um quarto. Foram trinta e seis dias de internação. Minha mãe e eu nos revezávamos para que ele não ficasse sozinho e, também, para dar conta de todas as coisas que ele tinha deixado em aberto. Ele alucinava com as medicações e sofria com os efeitos da cirurgia: "Tem um cabo de aço no meu peito", dizia. Após a alta, foram seis meses de muito cuidado em casa. Comida feita especialmente para ele, fisioterapia diária, curativos, ajuda para fazer muita coisa e, aos poucos, voltas em um quarteirão, em dois, em três...

No ano seguinte, novamente em agosto, minha mãe foi diagnosticada com um câncer agressivo. E lá estávamos nós de novo: hospital, remédios, cirurgias, incertezas. Mal sabia eu que seriam doze anos de intenso mergulho no processo de adoecimento, cuidados e, por fim, morte. Nesse período, acompanhei mais de trinta internações ao lado dos meus pais. Quando um melhorava, o outro adoecia, num curioso revezamento. De um lado, a insuficiência cardíaca combinada à diabetes (não muito controlada) do meu pai; de outro, o câncer da minha mãe, que, tirando isso, era bastante saudável. Cada um com sua doença e uma forma particular de lidar com elas. Cada um experimentando e vivenciando muitas limitações e também curas – apesar de suas doenças. E, no meio de tudo isso, eu: filha, cuidadora, testemunha.

Acompanhar alguém em tratamento é uma experiência muito intensa. Eu não sabia. E muita gente não sabe. Senti falta de ter informação sobre o que estávamos vivendo. Senti falta de saber nomear muita coisa que sentia. A solidão me acompanhou durante todo o processo. Não tenho irmãos (e isso trouxe algumas peculiaridades para essa experiência), no início não tinha amigos vivendo situações semelhantes e nem mesmo algum familiar que já tivesse estado em meu lugar. Na época também não se ouvia falar muito sobre morte, sobre os desafios vividos por quem estava prestes a conhecê-la de perto.

Se já era um tabu falar de morte, se já era uma novidade olhar para a pessoa para além de sua doença, percebia que o lugar do cuidador era ainda mais invisível. Não se fala sobre essa experiência de estar ao lado. Essa ausência de relatos e de instrumentos de apoio torna um processo que já é solitário ainda mais ermo.

Levei anos para reconhecer que aquilo que eu estava vivendo era pesado. Não é fácil ver quem amamos perder autonomia, vitalidade, alegria. Eu rachei um pedaço. Para além de acompanhar meus pais em consultas, cirurgias e infindáveis procedimentos, a experiência do adoecimento envolveu lidar com os muitos julgamentos e cobranças que vinham de fora e também de dentro. Eram também inúmeros os conselhos, as opiniões e as coisas para resolver. Para além de sentir e ser suporte, era preciso agir: negociar dívidas e brigar com o plano de saúde, encontrar advogado, mediar conflitos na família e assumir alguns dos papéis que quem está doente desempenhava.

Descobri que cuidar de alguém é uma experiência grandiosa e que muita coisa cabe dentro dela: luz e sombra. Amor, raiva e cansaço. Cuidar de alguém é acolher, mas também gritar "basta!". Aprendi a reconhecer meus limites e também respeitar os de meus pais. Cuidar de alguém me ensinou sobre estar ao lado. E sobre estar em mim. Foi, sem dúvida alguma, sobre perder, mas também foi sobre ganhar. Em nós, vi florescer consciência, abertura, humanidade. Percebi que desenvolver essa disposição para estar com o que quer que seja também nos abre a possibilidade de desfrutar de todas as maravilhas que a vida nos oferece: alegria, prazeres, mistério. Há muitas curas para além da eliminação de uma doença.

O entendimento que fui tendo de minha experiência se deu na caminhada, passando muito tempo observando o que sentia no meu corpo e também através do encontro com muitas pessoas, algumas das quais você conhecerá neste livro. Por mais que me sentisse sozinha e desamparada em muitos momentos, em outros me sentia com muito eixo, conectada comigo e com os meus pais de uma maneira nova. Foi preciso buscar – dentro e fora – uma vivência para além do lugar-comum; um lugar mais profundo, complexo e autêntico do que aquele que a sociedade nos oferece.

Quando minha mãe estava perto de morrer, senti que tinha um tesouro nas mãos: informação e descobertas que poderiam ajudar outras pessoas. Não queria guardar tudo aquilo só para mim. Na minha experiência entendi, na prática, que informação e suporte adequado fazem diferença na forma como enxergamos, processamos e nos preparamos para lidar com situações difíceis e delicadas. Foi de imensa ajuda nomear algumas sensações e sentimentos (luto antecipatório, estresse do cuidador, fadiga empática), assim como saber o que esperar dentro de cada fase e como me preparar para o que se aproxima. Vale salientar que "preparar-se" não equivale a "ter controle" sobre o que vai acontecer. Mas, talvez, conhecer um pouco do mapa possa nos ajudar a depois explorar o território com todas as surpresas que ele nos reserva...

Nas redes sociais, comecei a falar um pouco sobre a potência, a beleza e a intensidade que haviam se manifestado para mim ao contemplar a vida e a morte tão de perto. O que me chamava a atenção quando compartilhava meus textos não era só a avalanche de palavras carinhosas vindas de conhecidos e desconhecidos, mas também o fato de que as pessoas começaram a dividir comigo as suas próprias experiências. Ao falar com honestidade sobre as ambiguidades que fazem parte de estarmos vivos, expondo o que havia sido fluido e também doloroso, senti que as pessoas se aproximavam, dispostas a se olharem de frente, por inteiro, talvez com mais gentileza. Ao me acolher por inteiro, pude também ser acolhida e acolher quem estava em volta.

Foi a partir dessa busca por acolhimento que nasceu o Café com Cuidado, um projeto de encontros presenciais que resolvi proporcionar em minha casa para falar sobre esses temas tão delicados: doença, morte, luto, cuidado e outros assuntos relacionados ao que é próprio do humano. Cada edição contava com um especialista para nutrir a conversa. Planejei cada encontro, dos convidados às comidas caseiras e aos objetos decorativos, com muito carinho. E o esforço valeu a pena.

Esse projeto me provou a força que têm as histórias. Por mais difícil que seja falar sobre alguns temas, o fato de fazermos isso em conjunto, amparados por especialistas, é útil, saudável e reconfortante. São conversas que têm o poder de despertar reflexões, incômodos, insights, memórias, compaixão, serenidade e força. Conversas que nos fazem entender que vale a pena dedicar parte do nosso tempo para falar sobre a vida, para senti-la sem medo nem vergonha de expor nossas vulnerabilidades. Ouvir relatos de pessoas diferentes iluminava lugares-comuns da experiência humana, ao mesmo tempo que ficava evidente que cada um vive o que lhe acontece de forma absolutamente singular.

Na esperança de relatar a minha experiência pessoal e tocar no universal, resolvi escrever este livro. Organizei-o em oito capítulos, oscilando entre mundo interno e externo, aspectos íntimos e práticos. Falo sobre minha vivência particular como acompanhante, cuidadora, filha e mãe. Exploro essa trajetória de maneira mais ou menos cronológica: a descoberta de que alguém próximo está doente, os cuidados em todas as suas dimensões, a experiência multifacetada de ser uma acompanhante, as incertezas e ambiguidades (que são muitas), a morte, os lutos (no plural) e a construção de uma nova identidade. É um vasto e árido território, mas é também cheio de belezas inesperadas. Vamos navegar pela luz e pela sombra; a ordem e a desordem, mundo interno e externo; alegrias e tristezas, inspiração e expiração.

Essa história com meus pais eu vivi até os ossos. Escrever este livro é uma forma de revelar (a mim mesma e a você que me acompanha) os grandes tesouros que descobri, de dar sentido a muita coisa, de ressignificar tantas outras, de sentir mais devagar. Escrever para mim é uma maneira de dar forma, de expressar, legitimar e de convidar mais pessoas para esse tipo de reflexão. Meu desejo genuíno é que mais pessoas possam viver esses processos de forma mais leve – o que não quer dizer que não será difícil e doloroso –, podendo acolher todo e qualquer tipo de sentimento, com o devido suporte, se desejado e necessário. Quero que saibam onde buscar informação, que conheçam seus direitos e, também, suas responsabilidades. Quero, sobretudo, que aprendam e se permitam cuidar de si mesmos em meio a tudo isso.

Neste livro, abro as portas da minha casa e convido você a olhar também para a sua. Que esta leitura possa ser um refúgio para você, enquanto a sua própria história ainda estiver em construção.

Entre e seja bem-vindo.

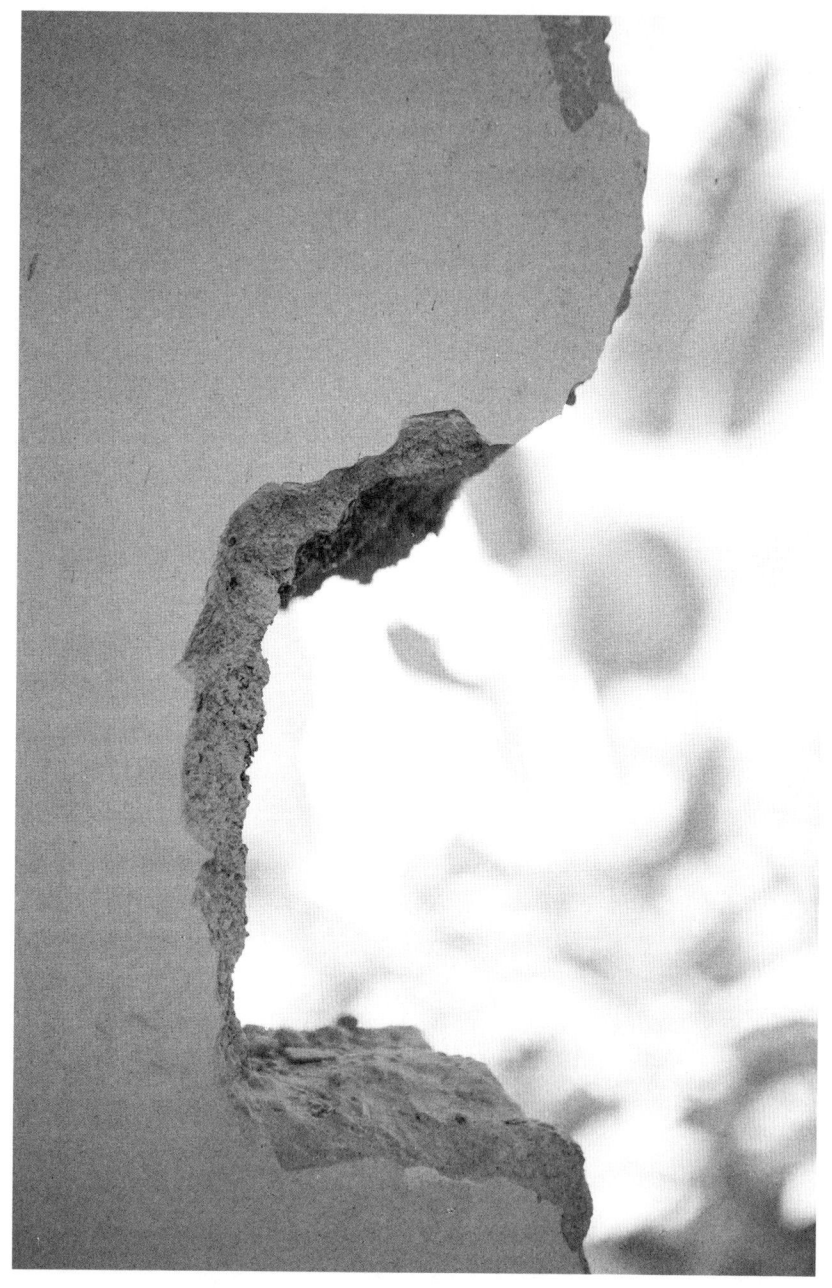

Capítulo 1

Quando a doença chega a quem a gente ama

"Considerando como é comum a doença, a tremenda transformação espiritual que ela traz, as assombrosas terras desconhecidas que se descortinam quando as luzes da saúde se apagam, [...] torna-se sem dúvida estranho que a doença não tenha conquistado, ao lado do amor, das batalhas e do ciúme, seu lugar entre os principais temas da literatura."

Virginia Woolf [1]

1.

O diagnóstico de minha mãe é um branco. Não me lembro de como ela me contou. Não me lembro de meu pai ou qualquer outra pessoa me chamando para conversar para dar a notícia. Nada. Um branco. A memória é realmente curiosa. O que faz com que algo fique marcado e outro não? Minha primeira lembrança é da minha mãe entrando no centro cirúrgico. O médico havia aconselhado um tratamento sanduíche: quimioterapia, cirurgia, mais sessões de químio e, depois, uma nova cirurgia. Eu segurava sua mão, falava algumas coisas. Ela parecia segura e confiante. Era agosto de 2008.

Minha mãe passou por tudo aquilo como se fosse algo rotineiro. Forte feito um touro, recuperou-se, seguiu trabalhando, fez os demais ciclos de quimioterapia e deu seguimento ao seu mestrado. Na segunda cirurgia, houve uma complicação. Seu intestino foi perfurado, o corte em seu umbigo não fechava e parte do que comia saía por esse vão. Sim, foi horrível. Havia a possibilidade de fazer um novo procedimento de reparo, mas ela não queria. "Esse buraco vai fechar", ela insistiu. Acho que foi a primeira vez que vi minha mãe em um lugar de fé. Uma convicção, uma confiança de que algo de fato se concretizaria. Ela não queria passar novamente por todos os desconfortos de uma cirurgia. Eu conseguia compreender.

Nessa época me familiarizei com termos como epíploo, peritônio, linfonodos, entre tantos outros. Conseguir informação sobre o que estávamos vivendo não era simples. No começo, optamos por confiar no médico que atendia a minha mãe havia décadas. A palavra "câncer" era um palavrão, para muitos, impronunciável; dizê-la em voz alta poderia "atrair coisa ruim". Não se falava sobre autocuidado, Cuidados Paliativos ou qualquer coisa que caminhasse junto ao tratamento convencional. Eu não tinha redes sociais, e a morte era ainda mais tabu do que é hoje.

2.

Um ano antes, também em agosto, meu pai infartou. Ele se sentia mais cansado do que o habitual havia algumas semanas e estava ligeiramente inchado, mas não queria ir ao pronto-socorro. Temia que fosse algo sério e que, ao entrar no hospital, não sairia de lá tão cedo. Mas naquele dia, depois do almoço, quando eu e minha mãe havíamos saído para nossas atividades, ele resolveu verificar o que estava acontecendo. Meu pai era um pouco assim: tinha que fazer as coisas no tempo dele (seus banhos eram um grande exemplo disso, era uma piada interna da família). Ele foi sozinho e de táxi.

Assim que chegou ao pronto-socorro, identificaram o infarto e seus medos foram confirmados: de lá não sairia tão cedo. Foi operado dias depois. Foram quatorze horas de cirurgia. Duas safenas e três mamárias. Ele ficou em coma por uma semana e muita gente achava que ele não sobreviveria. Eu nunca tinha entrado em uma UTI. Essa era uma sala enorme e oval. Havia uma espécie de painel de controle no centro, com enfermeiros e médicos e uns vinte boxes ao redor, cada um com um universo todo dentro. Caminhamos devagar. Ele estava lá: todo cheio de fios, com um respirador, inchado como nunca vi.

Dá para falar com ele?
Será que ele nos escuta?
Será que vai acordar?

Era Dia dos Pais. Fomos vê-lo, mas ficamos pouco tempo. Era sempre um horário limitado. Eu tinha curiosidade para saber os mundos que habitavam os demais boxes: havia velhos, adolescentes, jovens adultos. Por que será que cada um deles estava lá? Nos acompanhantes, um misto de cansaço, tristeza e esperança.

Uma semana depois, meu pai saiu da UTI e começaram a prepará-lo para sair do coma. Ele alucinava muito. Via morcegos voando pelo quarto e estava muito, mas muito assustado. Tem algo comovente quando vemos alguém tão vulnerável. Meu pai queria sempre estar forte, embora para mim fosse evidente muitas de suas fragilidades e o escudo que tentava armar na frente do peito. Lá, naquele quarto, ele era um menino, uma pessoa completamente sem defesas. Ele era o medo, o susto, a dor. Senti, naquele momento, um forte impulso de cuidar e acolher.

Aos poucos meu pai ia despertando e começamos a explicar o que havia acontecido. Ele não se lembrava muito bem. Ouvia em silêncio. Algumas lágrimas escorriam de seus olhos, sem que qualquer outro músculo da face se movesse. Ele se dava conta do que havia acontecido. O primeiro desafio, eu acho, foi se deparar com sua fragilidade. O engenheiro, naquele dia, teve que se perceber humano, e não uma máquina. Foi muito duro para ele. Deparar-se com a impermanência, a impotência e tantas, tantas preocupações ao entender que ele ainda ficaria ali um bom tempo.

Foram trinta e seis dias de internação. No carro, voltando para casa, meu pai mal abriu a boca. O corpo estava quieto, mas os pensamentos me pareciam agitados. Estávamos só nós dois; minha mãe estava no trabalho. Eu andava o mais devagar possível; passava pelas lombadas quase parando. Ele se segurava onde podia. Qualquer tremor lhe causava incômodo. São Paulo nunca me pareceu tão esburacada.

À noite estávamos de novo, os três, em casa. Sem enfermeiros e médicos de plantão, uma nova rotina se estabeleceria. É comum ouvir de pais recentes que dá certo medo sair da maternidade, com um recém-nascido para cuidar. Estar em casa com o meu pai recém-operado era um pouco assim: sentir-se num lugar familiar, porém desconhecido. Como vamos cuidar dele agora, só nós duas?

Meu pai necessitaria de muitos cuidados naquele primeiro momento. Ele não conseguia fazer muita coisa sozinho, estava triste, assustado e também precisava mudar alguns hábitos. Além de caminhar e fazer fisioterapia diariamente, sua alimentação precisava ser outra. Não posso esconder que um de meus prazeres foi me encarregar desse setor da recuperação de meu pai: eu preparava o café e o lanche matinais, almoço e jantar. Dispunha tudo em uma bandeja e me divertia pensando no cardápio, e ele gostava de receber o meu carinho. Além disso, vez ou outra eu tinha a oportunidade de aplicar alguns conhecimentos adquiridos de meus estudos da Ayurveda, a medicina tradicional indiana. Tinha uma cobaia em casa!

Meu pai ficava agradecido ao receber nossos cuidados, mas seu humor oscilava muito. Estava angustiado com o seu trabalho – ou melhor, com a impossibilidade de exercê-lo. Ora ficava triste, ora demonstrava ânimo em tentar se reerguer. Recomendaram que ele tomasse um antidepressivo, que fizesse terapia, mas ele recusava. Nitidamente, esbarrava em outro tabu: a saúde mental.

3.

Minha mãe era terra. Meu pai era água. Ela, virgem. Ele, peixes. Aprendi na terapia a dar nome aos jeitos dos dois. Minha mãe: pé no chão, concreta. Meu pai: cabeça nas nuvens, quase descolado da realidade, beirando o pensamento mágico.

Meu pai era muito afetivo. Era ele quem brincava comigo, que lia histórias à noite, fazia pão no formato de dinossauro, me levava para treinar bandeja quando entrei para o time de basquete da escola. Ele não perdia um jogo, era uma torcida incondicional. Ele me ensinou a negociar, uma habilidade que foi extremamente útil quando fui pela primeira vez à Índia. Não havia motorista de *autorickshaw** que me dobrasse! Eu conseguia também os melhores descontos nos panos, incensos e hospedagens.

Sempre senti que meu pai tinha grandes expectativas sobre mim. Sua vida parecia girar à minha volta, o que, embora quando bem pequena tivesse me dado um mundo de amor, na pré-adolescência se tornou um tanto sufocante. Era angustiante querer corresponder às suas idealizações. Em dado momento, passei a não querer mais fazê-lo. Eu tinha 12 anos. Meu pai dizia que "me perdeu" nessa fase.

---

* Também conhecido como tuk-tuk, o *autorickshaw* é um veículo motorizado de três rodas com uma cabine para transporte de passageiros, sem portas, muito comum na Índia e em outros países da Ásia.

Olhando de onde estou hoje, percebo que um lado infantil de meu pai se relacionava comigo. Ele não havia me perdido... eu só estava crescendo e passando a querer explorar o mundo.

Quando infartou, tinha 58 anos. Desde os 34 era diabético, uma condição também presente em seus pais, mas que aflorou, acho eu, de algum modo com seu estilo de vida não tão saudável: em nome do trabalho, ele não praticava atividade física havia bastante tempo, a alimentação não era das melhores, ele vivia bastante tenso e preocupado.

Meu pai era um sonhador. E também criativo. Me lembro de ele pegar um pedaço de plástico distribuído no farol (de uma propaganda política), retirar a tinta, escrever por cima e transformar em um quadrinho que tinha ficado mesmo bem bonito. Eu queria saber fazer igual e ele me ensinou.

Minha mãe já era prática. Ela demonstrava seu afeto cuidando das logísticas: me levava à dentista, marcava o pediatra, me matriculava na aula de artes, me levava e buscava na escola. Ela não era a pessoa que se sentava comigo para brincar, que ficava abraçada, que conversava muito sobre os meus sentimentos e os dela. Era ela quem cortava minhas unhas e, de tempos em tempos, me dava um banho que chamava de grande faxina. Muito tempo depois, descobri que seus pais (meus avós) eram um tanto assim também: o afeto aparecia pelo fazer.

Por mais que existisse um desejo por parte dela de desenvolver intimidade comigo, e eu com ela, parecia haver uma barreira intransponível entre nós. Quando eu tinha uns 7 anos, lhe contei que estava gostando de um menino da escola. Pouco depois, a minha professora fez um comentário sobre o assunto. Percebi que a minha mãe – que trabalhava na escola – havia revelado o meu segredo. Fiquei muito magoada com a quebra de confiança e jurei que nunca mais contaria nada a ela.

Talvez para compensar o jeito extremamente permissivo de meu pai, minha mãe era dura comigo. Se, por um lado, senti falta de mais doçura, por outro, reconheço que esses limites me ajudaram a criar discernimento e a batalhar pelas coisas. Hoje sou grata pelo papel disciplinador que ela exerceu, embora saiba (e sinta) que foi custoso para nós duas. Minha mãe me incentivava a explorar o mundo. Meu pai desejava que meu mundo fosse ele.

Coisas que aprendi com minha mãe
Abrir conta no banco, ter discernimento, conhecer os limites.
Arrumar as coisas, conservar a casa.
Responsabilidade, compromisso, ética e justiça.
O amor pelas artes e humanidades.

Coisas que aprendi com meu pai
Dar bandeja, descascar laranja cantando o abecedário.
Chupar cana na mata, fazer muda de abacateiro.
Negociar, sonhar, fazer homus e supermercado.
O apreço por uma mesa exageradamente farta.

A verdade é que éramos um trio. Meus pais sempre sonharam com nossa família. Depois de casados, passaram onze anos tentando engravidar. No começo a espera foi tranquila, mas, depois de três anos sem um resultado positivo, havia certa expectativa da família sobre os dois, que eram ambos os primogênitos. Quando a gravidez foi anunciada, meu avô materno encheu a casa de bandeirinhas. A espera por minha chegada foi uma grande alegria e minha avó tricotava sem parar. Eu me chamaria Gabriel se fosse menino. Joana e Júlia eram as opções para menina. Meus pais escolheram saber meu sexo só no momento do nascimento. Quando vim ao mundo, depois de um longo trabalho de parto, meu pai me pegou no colo, olhou bem para mim e disse: "É a Júlia".

4.

Quando eu tinha 22 anos, a Morte bateu em nossa porta. Ela não aguardou pacientemente até que alguém atendesse seu chamado. Ela simplesmente bateu, não para pedir licença, mas para anunciar que já estava entrando, como um gesto cordial. Deixou o portão escancarado, cruzou o quintal, instalou-se na sala, aconchegou-se no sofá e, com os olhos, disse:

"Estou aqui".

Me lembro de olhar bem para ela. Sabia o que aquela visita significava. Mesmo assim, tentei:

"Puxa, agora
não é um bom
momento, querida.
Pode voltar outro dia?".

Não adiantava ser educada, pedir com jeitinho. Minhas habilidades de negociante de nada me serviram nesse momento. Quem sabe se falasse mais grosso?

"Quem você pensa que é
para chegar assim sem aviso?
Sem pedir licença?
Agora não é a hora!
Volte outro dia,
outra hora.
Ou melhor:
NÃO VOLTE NUNCA MAIS!"

Ela nem se moveu. Quem sabe se nos mostrássemos engajados, ocupados, importantes?

"Olha, minha senhora,
temos muito o que fazer!
Sonhos a realizar.
Uma viagem agendada.
Há pessoas que dependem de nós!
Está escutando?"

Nada.

"Quanta petulância!
Já não tínhamos feito esse acordo social
universal
de tirar
a doença,
a finitude,
a imperfeição
e a sombra
de nossos assuntos cotidianos?

O que você faz em minha sala?
Por favor, saia já daqui".

Mas a Morte, bem acomodada em meio às almofadas, me fitou bem os olhos. Silenciosa, pegou uma mantinha e se aconchegou ainda mais. Deu o seu recado: vocês são finitos e também vulneráveis. Acabou o faz de conta. Dentro de mim, de algum modo, eu sabia: ela havia chegado para ficar.

***

A casa em que vivi até os meus 11 anos tinha sido projetada pelo meu pai, que se orgulhava muito da construção, capaz de suportar um furacão. As vigas de madeira eram enormes, as fundações muito profundas. Conferia-lhe certa tranquilidade saber que um terremoto ou um furacão – fenômenos que jamais aconteceriam em São Paulo – seriam incapazes de derrubar o nosso lar. Meu pai era tão preocupado com esse tufão que acabou não olhando para outro, muito mais devastador que atingiria por inteiro nossa família.

O diagnóstico de minha mãe, o infarto de meu pai e as sucessivas internações e complicações que cada um viveu chacoalharam nossa casa como um terremoto interminável. Ora grau 1 – quase imperceptível, porém inegavelmente presente –, ora grau 9, derrubando tudo o que estava de pé. Rachaduras começaram a se abrir pelas paredes, o chão por vezes parecia faltar. Em meio a esse caos, eu fui para o centro. Filha única, jovem e saudável, parecia caber a mim ser forte e dar conta do recado.

No olho do furacão, busquei refúgio em muitas coisas e lugares que eu havia construído após alguns anos de prática de yoga. Na ausência do chão, na incerteza e ameaça agucei os meus sentidos, busquei me conectar comigo como nunca antes e percebi ainda mais a necessidade da presença. Eu tinha planos, desejos e todas as inseguranças de quem ainda está começando a trilhar o próprio caminho. Preparava-me para alçar voo, subir montanhas, arriscar novos trajetos, mas uma parte de mim resolveu ficar em casa. Queria cuidar de meus pais: ser abrigo para eles.

Quando a morte entra pela porta da frente e senta no sofá, ela mexe com todas as estruturas da casa. Ela levanta a poeira das nossas emoções. Tira tudo do lugar – coisas grandes e pequenas precisam ser arrumadas ou rearranjadas. Muda as relações entre os moradores e também com os vizinhos. Revela os fantasmas, as fantasias e aquilo que não sabemos nomear. Para fins de clareza, resolvi organizar as mudanças significativas que percebi que aconteceram com essa chegada em quatro esferas: as emoções (como a gente se sente), a vida prática (como a gente se organiza), as relações (como nos conectamos, ou não, com os outros) e a espiritualidade (como buscamos ou encontramos sentido). O restante do capítulo será sobre isso.

Como a gente se sente (As emoções)

A chegada de uma doença grave escancara coisas que sabemos que existem (mas que muitas vezes escolhemos ignorar) e nos revela tantas outras que sequer poderíamos imaginar. O que está debaixo do tapete vem à tona e o que está dentro – luz e sombra – vaza pelos nossos poros. São muitos sentimentos iniciais, competindo ferozmente por uma chance de chegar à superfície: o medo sobre o futuro, o susto ao se ver no espelho humano e tão vulnerável, a dor de se ver impotente diante de tantas variáveis, a incompreensão sobre os acontecimentos, a ira da injustiça, o desespero do abandono, a angústia opressora, a tristeza de saber que nada será como antes, a solidão de se perceber num lugar aparentemente tão distinto do resto da humanidade.

Há um termo na psicologia bastante ligado ao luto chamado "mundo presumido". Quando uma doença grave e limitante dá as caras, o mundo que conhecemos termina. Passamos a navegar pelo desconhecido. Nos tornamos estrangeiros para nós mesmos, e de fato é o que somos, pois de alguma maneira a identidade que tínhamos morre. Ganhamos novos rótulos. A pessoa saudável passa a ser "o doente". Quem está ao lado, passa a nascer como "o acompanhante". São muitas as demandas para quem acompanha de perto a pessoa e o processo todo de adoecimento e tratamento. É difícil, para não dizer impossível, seguir a vida como se nada estivesse acontecendo.

Ao adoecer, a pessoa se depara com muitas perdas reais e antecipadas: perdem-se a identidade (se não ela inteira, uma boa parcela), os planos para o futuro e a sensação (ilusória) de que há muito tempo pela frente para realizar sonhos e reparar relações. O corpo e suas urgências entram em primeiro plano, implacavelmente se impondo sobre a pessoa. Como escreveu Virginia Woolf no ensaio *Sobre estar doente*,[2]

> [o doente] não consegue se separar do corpo, como a bainha de uma faca ou a vagem da ervilha, nem por um instante; deve passar por todo

o processo infindável de mudanças, calor e frio, conforto e desconforto, fome e satisfação, saúde e doença, até a chegada da catástrofe inevitável: o corpo se estilhaça e a alma (assim dizem) escapa. Mas de todo esse drama cotidiano não há registro.

Quem está ao lado não apenas sente junto (empatiza) e testemunha, como também se confronta com a sua própria avalanche de emoções ambivalentes. Há tristeza, dor, medo, afeto, angústia, desespero, raiva. Mas, para além das emoções previsíveis e socialmente aceitáveis, é possível experimentar outras, mais difíceis de aceitar. Nenhuma relação próxima é livre de ambiguidades – tem amor, claro, mas junto do afeto há disputas, expectativas, pontos de desconexão – e tudo isso segue existindo, mesmo na doença e na possível proximidade da morte. Por isso, talvez surjam emoções mais difíceis: desprezo, indiferença, ressentimento, alívio.

A culpa aparece com força, no doente e no cuidador; tanto no sentido de buscar culpados – isto é, responsabilizar algo ou alguém pelo ocorrido – quanto no de sentir-se culpado – isto é, julgando as próprias atitudes, emoções e impulsos. Ambos têm a ver com controle, com a busca de ordem e sentido para uma nova realidade muito dura e diferente da anterior. É fácil se perder nos pensamentos circulares e nas fantasias daquilo que poderia ter sido ou que, se x/y/z, há de ser novamente.

Por que eu? Por que ele/ela? Por que nós?
Por que agora?
Será que eu/ele/ela precisaria ter feito algo diferente?
E se isso? E se aquilo?

O relacionamento com a pessoa que adoece muda, muitas vezes, de forma radical. Todos da família são impactados pela notícia e precisam se ajustar a esse novo momento, o que envolve também lidar com suas avalanches particulares. A doença e a morte trazem não apenas a percepção da fragilidade e finitude da vida, mas também dos limites e da profundidade das relações. Nas palavras de Virginia Woolf:[3] "Existe, devemos confessar (e a doença é um grande confessionário), uma fraqueza pueril na doença: dizem-se as coisas, colocam-se para fora verdades que a respeitabilidade cautelosa da saúde esconde".

No meu caso foi assim. Máscaras caíram, sombras apareceram e uma nova forma de se relacionar se sobrepôs ao jeito antigo. As palavras de Virginia traduzem perfeitamente o que eu mesma observava:[4] "[...] na saúde se deve manter esse fingimento cordial e renovar-se o esforço – de comunicar, de civilizar, de compartilhar, de cultivar o deserto, de educar o nativo, trabalhar juntos de dia e, de noite, se divertir. Na doença esse faz de conta cessa".

Tudo muda – muito e em pouco tempo. E as emoções registram essas transformações; cada uma vem nos informar de algo e promover um aprendizado ou uma adaptação a esse novo contexto. O ideal é nos permitir sentir e evitar o impulso de suprimir as emoções. Ao contrário do que muitos de nós aprendemos, definitivamente não é hora de engolir o choro. Vale lembrar que, na essência, nenhuma emoção é boa ou ruim. Claro, algumas são mais difíceis de sentir do que outras. Quando os sentimentos se revelam inconvenientes, confusos ou perturbadores, é desafiador se permitir sentir cada um deles, o que nos leva a tentar reprimi-los e escondê-los de nós e dos outros. Tentar suprimir o que se sente é fechar os ouvidos para importantes mensagens que nosso corpo, mente e coração estão tentando nos transmitir. Como diz Paul Ekman, um psicólogo referência no assunto, emoção é informação. Gosto muito também dessa fala de Marc Brackett,[5] diretor do Centro de Inteligência Emocional de Yale: "Parar de sentir seria como parar de pensar. Ou respirar. Impossível. Nossas emoções constituem grande parte daquilo que nos torna humanos". Diante dessa impossibilidade e da nossa própria humanidade, em vez de brigar com o que se sente, talvez o melhor caminho seja perguntar: "O que essa emoção está tentando me contar?".

Não é hora de empurrar para debaixo do tapete. Há que se abrir espaço para acolher uma nova identidade, despedir-se de outra e isso dá trabalho – e não é o único trabalho extra que vai se impor sobre nós.

Como a gente se organiza (A vida prática)

Não é só a vida interna que se desorganiza quando a doença chega: a vida prática também sofre mudanças importantes. Me lembro bem de minha mãe e eu, sentadas na padaria em frente ao hospital, fazendo cálculos para ver como pagaríamos as contas. Àquela altura, já havíamos entendido que meu pai permaneceria internado por um bom tempo. Minha mãe não queria me preocupar, mas ao mesmo tempo eu já estava completamente envolvida, sabia de tudo, atendia às ligações e os clientes de meu pai, eu era a pessoa com quem ela podia dividir suas preocupações; era sua cúmplice. Ela pegava o talão de cheques, anotava os gastos no canhoto, fazíamos contas e discutíamos as opções. Meu pai era autônomo e não tinha perspectiva de quando poderia voltar a trabalhar.

Será que era hora da minha mãe resgatar seu fundo de garantia? Ou de conversar com o meu tio e pedir um dinheiro emprestado? Entrar com um pedido de aposentadoria por invalidez em nome do meu pai era uma possibilidade?
Se sim, como fazer isso?

Nessa padaria também fazíamos a divisão de nossos turnos. Tínhamos uma agenda semanal. Eu: "segunda-feira fico com ele pela manhã, depois vou à faculdade, volto para cá no fim do dia e durmo; de manhã vou para a yoga, dou uma aula e volto". Ela: "vou ao banco, falo com os advogados, entro no trabalho, e mais tarde passo no supermercado".

Além de definir quem ficaria com meu pai no hospital, tínhamos que olhar para tudo o que ele fazia em casa e absorver também essas funções. Era meu pai quem fazia o mercado, pagava as contas, fazia o imposto de renda, resolvia coisas com o banco, gerenciava o plano de saúde. Agora tudo isso precisava ser dividido entre nós. Algumas coisas dávamos conta com facilidade. Outras eram mais desafiadoras. A sorte era que eu conhecia as senhas do meu pai.

No início passávamos um bom tempo montando as peças de um complexo quebra-cabeça: tentando encaixar o que precisava ser feito e quem tinha mais tempo e habilidade para absorver essa função. Nesse processo, eu e minha mãe acabamos nos tornando mais próximas e ganhando intimidade. Por vezes dávamos conta do recado, mas nem sempre essa nova divisão de trabalhos funcionava e acabávamos nos sobrecarregando.

O fato é: o mundo não para com a intenção de nos dar tempo e espaço para cuidar. "Vida, só um minuto. Dá uma pausa no resto, porque preciso me dedicar a isso com exclusividade." Sabemos que não é assim. Os boletos continuam chegando, os dilemas não desaparecem subitamente, a comida não se materializa na geladeira, a casa não se limpa sozinha, a faculdade não se conclui num piscar de olhos, os conflitos no trabalho não ficam em stand-by nem se resolvem como num passe de mágica.

De repente, a lista de tarefas de dez itens passa a ter vinte. Diante da impossibilidade de dar conta de tudo, é urgente eleger prioridades; peneirar, deixar de lado algumas coisas. Pedir ajuda, delegar e abrir mão do ideal de perfeição: são algumas estratégias para suportar a carga extra preservando a saúde mental. Falaremos mais sobre a saúde do cuidador no Capítulo 3.

Como nos conectamos, ou não, com os outros (As relações)

Ninguém fica doente sozinho. Fazemos parte de uma rede de pessoas – parentes, amigos, colegas, vizinhos – e estamos todos imersos nesse mar de relações. Um diagnóstico assustador cai como uma pedra em águas calmas: pode ser que o maior impacto seja nos parentes próximos que assumirão o lugar de cuidadores, mas a marola atinge a comunidade como um todo. E, invariavelmente, a forma como pessoas mais distantes reagem acaba também impactando o núcleo mais afetado pela doença.

Uma das primeiras questões que surgem é:

Contar ou não contar?
Quem precisa saber?
Quem precisa ser poupado?
Quando contar? Quanto revelar? Como contar?

Quando minha mãe foi diagnosticada, ela contou para a diretora da escola em que trabalhava, mas preferiu não revelar a todos os colegas. Quis passar pelo tratamento sem muita plateia. Também queria poupar a minha avó dos detalhes. Seu câncer não era um segredo, mas a abordagem foi a mais leve e positiva possível, para que minha avó não se desesperasse. Com o meu pai, não teve jeito: o infarto e o coma impossibilitaram escolher uma versão mais branda para contar. No caso dele, a tarefa de comunicar coube a mim, muitas vezes.

A verdade é que para esta pergunta simples – contar ou não contar? – não existe resposta pronta. Cada sujeito precisa definir por sua conta, ciente de seu contexto, seus limites e suas motivações, *se, como* e *para quem* contar sobre sua condição. Por um lado, contar pode ser um alívio e representar a abertura de uma porta por onde podemos receber ajuda e acolhimento. Falar abertamente sobre o que se passa é um ato de coragem: não fomos culturalmente educados para mostrar nossas fragilidades e medos. Expor nossas vulnerabilidades também passa por outro ponto: não temos controle sobre a reação alheia. É possível, sim, receber amor e apoio, mas o retorno do outro nem sempre é o que gostaríamos. As pessoas podem responder com frases banais ou conselhos irrelevantes; suas palavras e semblantes podem revelar pena, negação, medo e tantas outras coisas que também nos afetarão. Muitas vezes essa exposição representa a dose extra de desconforto que não estamos dispostos a suportar.

Por outro lado, omitir – isto é, transformar fato em segredo – sempre envolve algum esforço. É difícil sustentar um segredo da magnitude de uma doença grave por muito tempo. O corpo denuncia. A temperatura da casa muda. O segredo acaba por deixar todos os envolvidos isolados em suas experiências de sofrimentos e angústias. Além do mais, costuma ser ilusória a sensação de que quem está em volta não está percebendo (conscientemente ou não) o que se passa. Boas perguntas a se fazer são: *Quem desejamos proteger? Por quê? Quem precisa de mais tempo?*

A decisão de contar ou não também afeta a pessoa que está ao lado. Às vezes, o desejo do doente difere do impulso do acompanhante. No caso do câncer da minha mãe, foi fácil respeitar suas escolhas no início. Até o momento em que percebi que aquele silêncio me deixava ainda mais sozinha, isolada. Afinal, se ninguém podia saber da condição da minha mãe, tampouco poderiam ouvir as minhas angústias de filha. O pedido de segredo foi um dos primeiros sinais de algo que fui percebendo ao longo do processo de adoecimento dos meus pais: o papel e as necessidades do acompanhante são muitas vezes invisíveis ou invisibilizados.

Depois do infarto do meu pai, muitas pessoas me ligavam para saber como ele estava; se tinha comido ou feito sua caminhada, se estava dormindo e se sentindo bem. No ano seguinte, quando minha mãe recebeu seu diagnóstico, eu recebia os mesmos telefonemas, com perguntas e cobranças parecidas. Me sentia uma espécie de informante, quase uma secretária. Alguns queriam saber as últimas notícias do que se passava. Outros desejavam me passar conselhos, fazer proselitismo ou me dar suas receitas infalíveis para a cura.

Certa vez, uma prima de segundo grau me ligou e começou a dar um passo a passo de uma sopa que eu *precisava* fazer para deixar o meu pai mais forte. A sopa era complicadíssima, com ingredientes que eu sequer comia ou tinha em casa. A preparação levava tempo – eram mais de cinco etapas diferentes – e eu me vi perdendo a paciência, aos poucos. A cada etapa, eu limitava a minha resposta a um "Ahã".

"Ahã."
Já poderia ter escovado os dentes.
"Ahã."
Eu poderia estar terminando as marmitas do dia.
"Ahã."
Poderia ter calçado meus sapatos para sair.

Minha vontade era perguntar por que raios ela não preparava a sopa ela mesma e vinha aqui nos entregar. Não estava claro que eu e minha mãe estávamos sobrecarregadas?!

No início, perguntas e cobranças me pareciam razoáveis, mas depois de um tempo elas começaram a me incomodar. Eu não queria ocupar o lugar da cuidadora abnegada.

Respirei por alguns segundos e resolvi ligar de volta para minha prima. "Olha, prima, tá bem difícil aqui para mim. Sei que são meus pais que estão doentes, mas estou exausta. Me ajudaria muitíssimo se você pudesse preparar essa sopa e entregar aqui em casa. Meu pai ficaria feliz e eu também bastante aliviada." Para minha surpresa, minha prima ficou felicíssima. Ela não imaginara que poderia ocupar esse lugar de cuidado; achava que estaria "invadindo nosso espaço" se trouxesse a sopa. Não foi por mal que passou mais de dez minutos me explicando o passo a passo daquele caldo. Ela queria ajudar. Queria o bem do meu pai. Porém, faltava uma orientação. Ao perceber isso, passei a direcionar quem nos ligava. Aprendi a pedir ajuda. Muitas pessoas gostavam de se sentir úteis, embora várias desaparecessem quando eram convocadas para entrar em campo.

Coisas que ouvi (e não gostei)
Já, já você sai dessa!
Ninguém recebe um fardo maior do que consegue carregar.
O que te falta é fé.
Não gosto quando você perde a paciência com seu pai.
Isso é mágoa que ficou no corpo.
Vou te falar o que vai curar seu pai/sua mãe...

Coisas que eu gostaria de ter ouvido
Como você está?
Vamos marcar uma conversa?
Como posso te ajudar, Júlia?
Na quinta vou passar aí para deixar uma sopinha...

Embora muitas falas me soassem absurdas, sentia que cada um estava se virando com os recursos de que dispunha. A maioria das pessoas não sabe muito bem como agir, o que falar, mas tenta acertar. E, como em tudo, é natural que sejamos bem-sucedidos em alguns momentos e em outros não. Desviar o assunto ou manter-se excessivamente positivo, entre outras reações, eram a mais pura revelação do lugar pouco preparado para lidar com a condição humana em que todos estávamos, coletivamente.

Hoje está bem claro para mim que uma situação de limite como um adoecimento ou morte iminente pode ser um convite para a maturidade das relações. É uma oportunidade de entender quem você é, quem é o outro e como podem fazer esse encaixe da maneira mais lúcida e funcional possível.

Como buscamos sentido (A espiritualidade)

Quando estava fazendo as pesquisas para este livro, li uma frase de Virginia Woolf que me caiu como uma luva:[6] "Com frequência a doença se disfarça de amor e prega os mesmos truques estranhos". No meu caso – e como todos os bons truques –, foi bastante inesperado.

Sempre me considerei uma pessoa amorosa. Gosto de abraços, de contato, de cuidar e acolher os outros. No entanto, quando minha mãe adoeceu, ficou nítido que algo me impedia de acolhê-la por inteiro. Embora eu não consiga resgatar muitas lembranças do período em que minha mãe foi diagnosticada com a doença, me recordo bem da sensação angustiante de não ser capaz de abraçá-la de verdade. Por mais que soubesse que ela vivia o momento mais difícil de sua vida, o impulso de envolvê-la em meus braços não surgia. Nunca gostei de fazer alguma coisa só por fazer: abraçar porque seria de bom-tom, sorrir amarelo, fingir que estava tudo bem quando não estava. Me lembro de brigar uma vez com minha mãe antes da noite de Natal e, quando chegamos à festa, ela ter agido como se nada tivesse acontecido. Eu não conseguia agir assim.

Mas a incapacidade de abraçar a minha mãe estava me matando por dentro. Quando fazia yoga, por vezes, entre uma respiração e outra, sentia um nó no meu peito, que ia para a região da garganta. Ficava conversando com essa sensação, ela às vezes crescia e transbordava. Perdi a conta de quantas vezes chorei, angustiada com tanta coisa que sentia e não sabia nomear. Decidi fazer terapia. Lá, descobri que eu carregava muitas mágoas e ressentimentos; amava minha mãe e sabia que ela me amava, mas que talvez precisássemos nos reconciliar em alguns lugares para que aquele abraço acontecesse. De verdade.

Mas o que isso tem a ver com espiritualidade?

Quando a doença chega a quem mais amamos, esbarramos em muitos limites. E, nessa grande e avassaladora confusão, é quase inevitável buscar respostas "lá fora": em Deus, no universo ou no que quer que acreditamos existir para além de nós.

Para muitos de nós, o primeiro contato é um lugar de revolta e incompreensão, sobretudo se temos (ou tínhamos) uma crença num Deus bondoso e justo, como o deus da tradição judaico-cristã. No lindo livro *Quando coisas ruins acontecem às pessoas boas*, o rabino Harold Kushner[7] fala de "uma sensação profunda e dolorida de deslealdade" ao receber o prognóstico terrível da condição do filho, na época com três anos: "Nada fazia sentido. Eu tentara fazer o que me parecia correto aos olhos de Deus. [...] Como isto podia acontecer a minha família? Se Deus existia, se Ele tinha um mínimo de equidade, pelo menos para amar e perdoar, como podia Ele fazer isto comigo?".

Por que isso está acontecendo?
Por que conosco?
Por que agora?

São questionamentos universais, mas nem sempre frutíferos. Afinal, mesmo se houvesse respostas, para onde elas nos levariam? São perguntas presas à necessidade de controle e concretude. A reflexão pode nos levar a mudanças interessantes, mas há que se abrir espaço para a desordem: é hora de se despedaçar e ver o que pode surgir ali de maior e mais verdadeiro.

O contato com a finitude (de quem amamos e, em última instância, de nós mesmos) nos oferece um convite a ficar no mistério. A tradutora e professora de letras Maria Rita Drumond Viana, em sua apresentação ao texto de Virginia Woolf *Sobre estar doente*, conseguiu expressar isso com perfeição ao escrever:[8]

> Quem está doente também difere dos "normais" em termos de seu ponto de vista: a doença nos tira do "exército dos eretos" cuja visão está dirigida para a frente, rumo ao futuro, e nos coloca recostados na cama, olhando para cima para o céu, em um tempo de presente suspenso. Como "inválidos", somos desertores dessa guerra. Tal mudança de perspectiva pode ser algo bom, porque fixa nosso olhar em coisas que normalmente passam desapercebidas: o espetáculo das nuvens, as flores sob a ação da brisa, partes de uma natureza indiferente aos anseios dos seres humanos.

Talvez, ao atender a esse chamado por um olhar diferente, menos ereto, menos objetivo, e saindo da pequena batalha cotidiana, podemos descobrir um jeito mais humano, caloroso e profundo de ser.

***

Durante as hospitalizações de meus pais, muitas vezes ficava sozinha no quarto em que estavam internados. Ora eles estavam em cirurgia ou em algum procedimento, ora fazendo algum exame ou dando uma volta com a fisioterapeuta pelos corredores do andar. Olhando para aquele quarto vazio, apenas com seus pertences, sentia uma paz em saber que eu estava ali – e só ali –, exatamente onde deveria estar. A falta de opções às vezes é uma dádiva, sobretudo para uma libriana! A doença deles me trouxe um foco e uma tranquilidade em saber o meu lugar e o meu propósito naquele instante.

Ao lado dessa tranquilidade, havia a incerteza e a iminência constante.

Será que minha vida vai mudar a partir de hoje?
E agora?

Naquele quarto vazio, pelas frestas, nas rachaduras, algo começava a acontecer. A doença não diminuiu o ritmo apenas de meus pais. Eu parei um pouco junto. Mergulhada naquele presente suspenso que quem cuida conhece muito bem, percebi que, na verdade, minha vida já tinha mudado. Perante a minha própria finitude, a vida se descortinou diante de meus olhos. Me olhei bem de perto. Reconheci minhas feridas e buracos. Entre idas infinitas ao hospital, receitas de sopa e abraços não dados, me dei conta de que meus pais não eram os únicos que precisavam curar certas coisas.

Para aprofundar e se inspirar

LIVROS

* *Sobre estar doente,* Virginia Woolf (Nós, 2021)
* *Quando coisas ruins acontecem às pessoas boas,* Harold Kushner (Nobel, 2010)
* *Permissão para sentir,* Marc Brackett (Sextante, 2021)

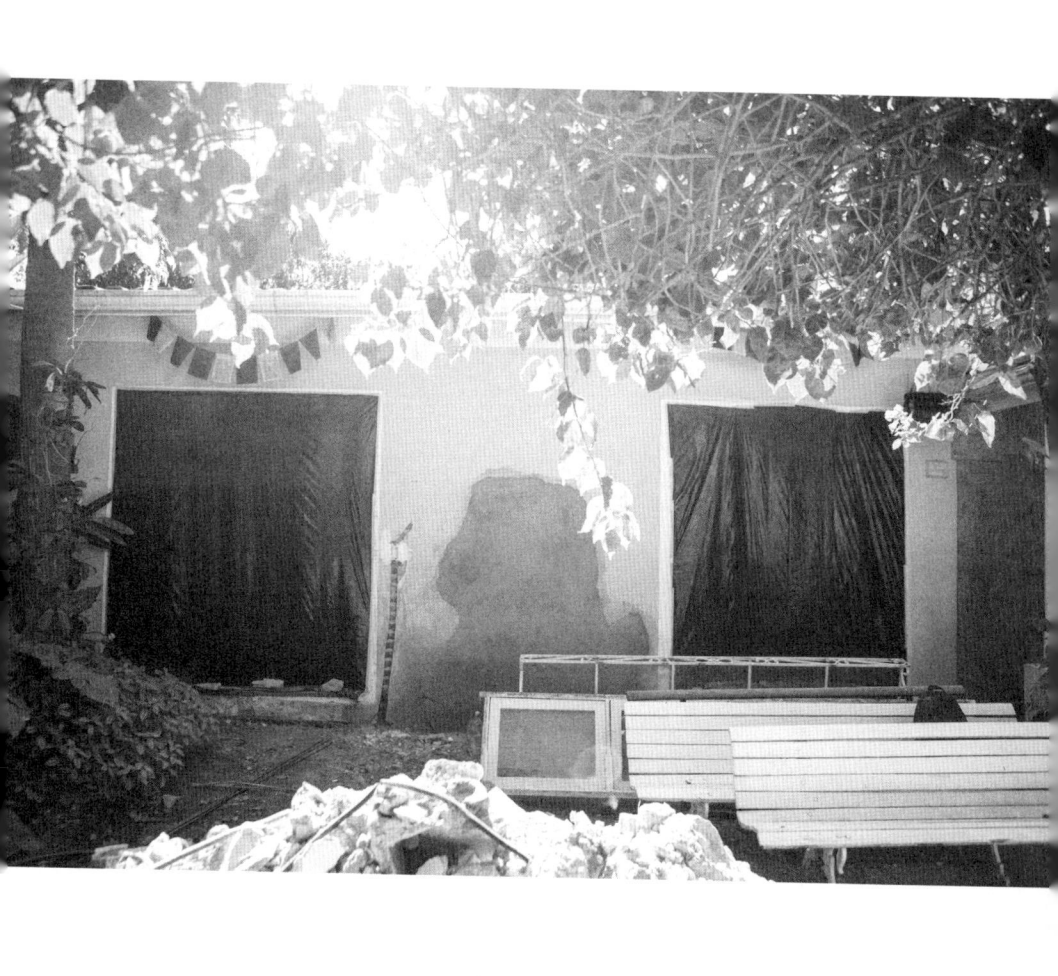

Capítulo 2

Cuidando da pessoa, não apenas da doença

"Cada vez mais, a saúde não parece ser a ausência, mas sim a presença de alguma coisa na vida; uma questão de qualidade, bem como de quantidade, de vida. A qualidade de nossa vida é influenciada por nosso bem-estar físico, mas não depende dele. Essa qualidade pode diminuir com a incapacidade física, mas com a mesma frequência se intensificar através do sofrimento e limitação físicos e talvez não seja, de modo algum, afetada pela condição do corpo. [...] Mais e mais pessoas começam a considerar a saúde em termos dinâmicos, não como uma condição, mas como uma habilidade."

Rachel Naomi Remen[1]

1.

Ela se chamava Magdalena. Era saudável; comia bem, não bebia, não fumava, caminhava regularmente. Era também reflexiva e aberta a novas maneiras de cuidar de si. Em 2008, antes de descobrir o câncer, recém-diagnosticada com fibromialgia, recorria à acupuntura como forma de aliviar suas dores musculares e também topava ser a minha cobaia nas terapias ayurvédicas que eu havia aprendido na minha formação e na viagem recente à Índia.

Toda massagem que eu aprendia, treinava nela. "Mãe, hoje aprendi braços e tronco. Posso treinar?" Um dia, enquanto treinava as manobras novas que havia aprendido no abdômen e nas pernas, ela disse: "Ju, está tão dolorido nesse lugar...". Suspeitei que fosse o ciático, que sempre atacava. Massageamos, alongamos, tentamos várias técnicas de alívio, mas a dor persistia. Era na altura do psoas, um músculo grande que vai da lombar ao quadril.

Semanas depois minha mãe resolveu ir ao médico. O incômodo não passava e já estava na hora de fazer seus exames de rotina. E foi assim que seu ginecologista deu a notícia: a dor que sentia bem lá dentro, perto da coluna, era um câncer de ovário.

Apesar de o diagnóstico ter acontecido naquele momento, a compreensão real do que estava acontecendo me pareceu se dar somente em sua primeira recidiva, três anos e meio depois do término do primeiro tratamento. Me lembro como se fosse hoje: ela perto da garagem, abrindo o resultado de mais um exame de acompanhamento que fazia a cada seis meses. Era sempre um pouco torturante a espera por esse resultado. Vivíamos dias de tensão, esperança e medo. Tivemos cinco grandes alívios ao longo dos três primeiros anos.

Até que, dessa vez, o PET Scan de rotina detectou novos pontos de tumor. O choro que surgiu de minha mãe vinha do fundo da alma. Atravessou todo o quintal. Correu até seu quarto gritando: "Não, não, eu não quero...!". E chorava. Um som grave, das entranhas. "Não quero que me abram de novo; não quero fazer químio...! Não quero raspar meu cabelo... Eu não quero...!"

Testemunhar minha mãe em sua mais profunda dor me partia ao meio. Jamais tinha visto minha mãe assim. Seu sofrimento era total. Ela não conseguia e nem queria se controlar. Estava de bruços, na cama. Chorou muito. Depois se levantou. Foi para o banheiro, lavou o rosto, se olhou no espelho. Continuou dizendo que não queria aquilo. Dizia também não merecer tudo aquilo. Questionava o porquê. "Por quê? Por quê? Por que eu? Por que de novo? E os meus planos? E todas as mudanças de hábitos que fiz, não valeram de nada?"

Eu não sabia o que dizer, mas achava que precisava estar ali.

"Me deixa sozinha, Júlia."

Era desconfortável para ela ser vista naquela condição – vulnerável, desolada –, mas ao mesmo tempo eu sabia que o que ela mais desejava era ser acolhida e abraçada.

A vontade ambivalente por companhia e solidão a acompanhou em muitos momentos. Nas duas vezes em que raspou a cabeça, quis ir sozinha. Foi um dos momentos mais duros para ela.

Magdalena resolveu raspar o cabelo antes de ficar com grandes falhas na cabeça. Quando começou a fazer a químio, não havia sinal de queda nas primeiras sessões, só um profundo cansaço, enjoo e indisposição. Até que, sem aviso, penteando o cabelo após o banho, percebeu que mais fios caíam mais do que o normal. Dias depois, eram tufos. "Não. Não, não."

Aqueles maços de cabelo eram a confirmação; era a doença esfregando em sua cara que estava ali. Não dava mais para esconder. Não seria mais possível fingir para si nem para os outros. Se a vissem careca, ela seria descoberta. Não havia problema em falar para as amigas, mas no trabalho... Imaginar que poderia ser estigmatizada, reduzida a um diagnóstico e vista com pena era insuportável para ela.

Queria poder continuar nutrindo sonhos, falar de projetos e ter espaços onde seguia sendo somente a Magdalena que sempre foi. Magda, Madinha, Magdaleninha. Queria poder ser essa pessoa com algumas pessoas, ainda. E não uma paciente de câncer. Não queria ter sua vida ofuscada pela doença.

Levantou da cama e agendou o cabeleireiro. Resolveu cortar aquele cabelo de uma vez. E comprar uma peruca.

2.

Assim que os exames de rotina revelaram a recidiva, fomos juntas ao médico que a havia acompanhado na primeira vez para saber como lidar com essa nova etapa. Ela estava arrasada. O câncer ter voltado sugeria que talvez ela precisasse lidar com ele até o fim de seus dias e, provavelmente, morrer, sabe-se lá bem quando, em decorrência dessa maldita doença.

O médico a examina e explica sobre seu peritônio, descreve o corte que fará em sua barriga, fala sobre a necessidade de sessões semanais de quimioterapia, intercala informações sobre os leucócitos, crescimento desgovernado das células e apoptose, quando vira para mim e pergunta: "E aí? Você vai engravidar, não vai? Porque é bom já resolver isso de uma vez".

A pergunta me pega de surpresa. Eu ainda estava me esforçando para entender todos aqueles termos técnicos disparados em nossa direção. Apesar do certo afeto que nutria pelo médico, alguma coisa no tom dele me bateu mal. Racionalmente, eu sei aonde ele quer chegar. Na época, Angelina Jolie havia acabado de retirar preventivamente o útero, os ovários e as mamas por conta de um exame que detectava uma considerável predisposição genética para o desenvolvimento do mesmo câncer que havia se manifestado em sua mãe. Mesmo assim, me sinto atropelada por sua tentativa de abordar o assunto comigo. Não era o quê, mas o como.

Demoro a responder, contemplando a delicadeza de um hipopótamo do médico. Por fim, quebro o silêncio e digo: "Ainda não pensei sobre isso". Ele julga de bom-tom prosseguir: "É, porque aí você já faz o teste e tira tudo".

Para finalizar, quando perguntamos a ele o que mais poderíamos fazer para garantir o bem-estar de minha mãe diante do que vinha pela frente, ele responde com entusiasmo, já querendo chacoalhar nossas mãos e abrir a porta de saída: "Nada, nada! Vida normal!". E abre um sorriso.

Me lembro de termos saído do consultório em silêncio. Ficamos assim por um tempo, com aquela sensação que se tem quando algo absurdo acontece, mas que não parece ser real. "Você ouviu o que ele disse? *Normal?*". Tudo o que não dava para ter era uma "vida normal" depois da perspectiva de duas cirurgias e um ano de quimioterapia.

Para além dessa fala, aquela consulta também deixou claro que a experiência subjetiva de minha mãe não tinha a menor importância. O médico limitava-se apenas aos protocolos e outros assuntos pragmáticos. Minha mãe se sentia constrangida ao levantar questões mais pessoais. "Doutor, desculpe perguntar, mas..." Por que estávamos nos desculpando por falarmos sobre nossas necessidades? Por que ele não se interessava em saber sobre os medos de minha mãe e também sobre seus planos? Por ele, os sentimentos, crenças e fantasias de nossa família nem deveriam ser nomeados; afinal, poderiam afetar o protocolo que tinha em mente. O que interessava era, apenas, a doença e sua resposta para combatê-la.

Se, por um lado, foi péssimo termos sido atendidas por um médico cuja delicadeza passava bem longe de seu consultório, por outro, aquela conversa, para nós sem cabimento, nos colocou uma pulga atrás da orelha. Passamos a questionar se queríamos ser acompanhadas por ele. Há uma frase de Dalai Lama de que gosto bastante e que para mim resumia um pouco daquele nosso encontro: "Cérebros brilhantes também podem produzir grandes sofrimentos. É preciso educar os corações".[2] Aquele médico tinha bastante conhecimento técnico, mas faltava-lhe um coração mais gentil. Faltavam-lhe escuta, sensibilidade, empatia. Minha mãe gostava dele, mas reconhecia que o cuidado que ele oferecia não satisfazia o amparo de que ela necessitava. Em uma época em que a internet não se fazia tão presente, começamos a ler livros em busca de outros caminhos e profissionais.

Meses depois, mudamos de médico.

Quanto a mim, fiquei algumas semanas escutando na minha cabeça as perguntas que ele havia me feito naquela consulta. Mas a verdade é que eu não tinha o menor espaço interno para olhar para aquilo naquele momento. Além do mais, em posse de um resultado ou de outro, não tomaria nenhuma decisão drástica aos 26 anos.

Não sairia engravidando "para resolver logo isso" e também não "tiraria tudo" para não correr nenhum risco. Resolvi esperar um período mais calmo para me relacionar com essa questão.

Foi somente muitos anos depois, após a morte de meus pais, que o assunto ressurgiu com uma aluna de yoga, que é geneticista. Perguntei sua opinião sobre esse exame, e ela me respondeu: "Acho muito bom fazer. O que você vai decidir depois de ter o resultado é outra história. Pode simplesmente significar que você fará exames de rotina com mais frequência do que uma pessoa sem essa predisposição – caso você tenha. É uma forma de se cuidar melhor, Júlia".

Lygia abordou o assunto com a delicadeza e a seriedade necessárias, o que não aconteceu dez anos antes. Fiz o exame. Foi estranho e angustiante estar no hospital tirando meu sangue com a possibilidade de ser uma paciente em potencial. Ser acompanhante não é fácil, mas ter um câncer era muito assustador. Sei que uma predisposição genética não define a manifestação de uma doença, mas fato é que, se meu exame desse positivo, eu teria que me abrir para pensar em muitas decisões e riscos naquele momento. O resultado levaria um mês para sair. Fiquei tensa. Pedi muito para que viesse negativo. Quando o resultado chegou, segurei a respiração até ler a palavra: negativo.

3.

José Ricardo era muito organizado com relação a seus remédios. Toda vez que era internado, tirava com orgulho de sua maleta uma folha branca de papel sulfite na qual estava descrita toda a sua rotina diária de medicações. A lista era enorme e dividida em sessões:

    ao acordar
    café da manhã
    antes do almoço

almoço
depois do almoço
jantar
antes de dormir

Além dos horários, detalhes relevantes ficavam em destaque: se devia ser tomado com uma quantidade específica de água ou certos minutos antes ou depois das refeições. Não era simples cumprir todas aquelas etapas à risca! Quando ele voltou para casa pela primeira vez depois de seu infarto, penei até conseguir dar conta de tudo. Percebi que grande parte do meu dia girava em torno disso.

Meu pai se orgulhava da sua organização e sentia grande segurança em entregar aquele papel para onde fosse. Para ele, sua vida dependia daquela lista. E, de algum modo, dependia mesmo. Cuidar da saúde se resumia em seguir à risca as prescrições médicas. Tomar aqueles remédios todos, na hora certa, na ordem certa, do jeito certo, lhe davam a sensação de que estava se cuidando com afinco. Era um bom paciente.

José Ricardo era bastante apegado a suas identidades, aos papéis sociais que enxergava como sua obrigação desempenhar.

Provedor.
Pai de família.
Irmão mais velho.
Trabalhador.
Homem.

Era apegado também a seus hábitos. Eu queria muito que meu pai dedicasse um pouco de seu tempo para uma caminhada, para relaxar um pouco. Muitas vezes, eu sentia nele uma espécie de congelamento, uma rigidez. Seu tronco não mexia muito. Tinha vontade de fazer um furo para ver se a pressão de dentro saía um pouco e assim ele pudesse respirar um pouco, se soltar. Mas ele parecia estar preso ao seu jeito de ser.

Sempre fui assim.
Já estou velho.
Sou diabético.
Meus pais eram assim também.

"Pai, você não precisa continuar essa história", eu insistia.
Mas ele não conseguia enxergar dessa forma. Ele se sentia seguro com aqueles remédios todos organizados dentro de inúmeras caixinhas e sua lista minuciosa de instruções. Ele também tinha grande expectativa de que novos avanços científicos trouxessem a cura de que precisava.

"Filha, as pesquisas com células-tronco vão encontrar a cura da diabetes!"
"Filha, descobriram essa vitamina que otimiza o batimento cardíaco!"

José Ricardo era meu pai, mas a sua forma particular de enxergar saúde e doença era muito diferente da minha. E, para que eu fosse uma boa acompanhante para ele, eu precisaria entender que, para contribuir para sua saúde, informação e incentivo não bastariam. Eu precisaria compreender e respeitar a sua subjetividade.

4.

Luz verde: paciente. Branca: alguém chamando. A enfermeira é a Mara. Paulo, o psicólogo. Dois andares, o 13A e o 8D. O oitavo foi o primeiro e está crescendo. O décimo terceiro tem vinte e um leitos, todos de tumor sólido. São duas enfermeiras de cada lado. Tem o enfermeiro pleno, que coordena o andar. A Jaque e o Luís atendem de forma integral. A Silvia é a sênior. O enfermeiro fica de branco; o técnico de enfermagem, de azul. A Fabíola e a Juliana são do marketing – vieram aqui para nos ajudar a crescer – é parte de uma parceria. O Pedro Antônio e o André são novos médicos. A Karina é a nutri.

"Não adianta anotar que é muita coisa!"

Era meu primeiro dia de estágio na equipe de Medicina Integrativa de um hospital de São Paulo. Àquela altura, eu já tinha alguns anos de experiência pessoal apoiando meus pais em seus tratamentos, no pós-cirúrgico e no manejo de suas condições, mas nunca havia prestado cuidados a desconhecidos. Eu estava animada.

Cabelo sempre preso. Brinco não pode, nem anel, nem colar. Sapato fechado, de preferência de couro. Pode cair uma agulha no pé e o brinco pode enroscar em algo. Se fazem auditoria, dá problema. No dia a dia não é todo mundo que segue à risca, mas a norma é essa.

"É pra vir discreta. Discreta, entendeu?"

Antes de entrar no primeiro quarto, precisava conhecer e cumprir as políticas, burocracias, normas, hierarquias, protocolos. E, no meio de tanta regra, tensão, apreensão e desconforto, o meu desafio era encontrar espaço. Espaço para a escuta, para o humano, o imprevisível, o encontro.

Água e sabão, sessenta segundos. Álcool em gel, trinta.

Palma,

dorso,

dedos,

dedão,

punhos.

"As mãos devem ser lavadas antes e depois de cada atendimento."

Como acompanhante dos meus pais em diversas internações, passei a ver o hospital como um lugar de pausa. Infelizmente, muitas vezes é uma pausa agitada, que nos coloca em um estado de alerta. Mas há um potencial de se tornar uma pausa calma; um convite, um mergulho, um processo, uma descoberta. Um local para se conectar, demonstrar afeto, se fortalecer e escutar. Eu queria ajudar a transformar a experiência dos pacientes e seus acompanhantes no hospital para que houvesse, ali, a possibilidade de conforto e reencontro.

No meu estágio, percebi que criar essa atmosfera não é simples. Não basta querer. A boa vontade e as melhores intenções são facilmente atropeladas pelos protocolos e burocracias (intrínsecos ao funcionamento do hospital), pelas cobranças e expectativas lançadas sobre os médicos e outros profissionais, pelas urgências físicas (que se sobrepõem às questões mais subjetivas), pelo ritmo frenético e por uma cultura de produtividade e acúmulo de dados que dificulta a humanização do atendimento.

Em 2016, estagiando naquela equipe, num dos melhores hospitais do país, senti na pele os desafios de quem está do outro lado. E não são poucos.

***

Nas últimas décadas, os esforços da medicina centraram-se no aprimoramento técnico para o tratamento de doenças. Muitos avanços foram registrados: novas descobertas, tecnologias, máquinas e medicamentos. Por conta delas, a sobrevida dos pacientes aumentou significativamente. Hoje é possível diagnosticar uma doença em seu início com grande precisão e há uma gama de estratégias que podem ser utilizadas no tratamento, além de dados de pesquisas sobre sua efetividade. O valor de todas essas inovações é inegável. Doenças antes consideradas incuráveis e/ou fatais hoje podem ser eliminadas ou manejadas, estendendo a expectativa de vida.

O modelo biomédico contemporâneo ocidental teve suas origens no pensamento cartesiano, que separa a mente e o corpo, e depois foi aprimorado cientificamente com base no positivismo, em que qualquer prática só pode ser validada se puder ser observada, medida e replicada. A partir do século 20, com o avanço da industrialização, o fordismo e o foco na produtividade, a forma de tratar seres humanos ganhou novos contornos. Além de serem vistos como organismos estritamente biológicos, corpos humanos passaram a ser tratados por meio de suas partes, com um especialista para cada órgão. Nesse contexto, a doença não passa de um mau funcionamento de alguma peça dentro de uma máquina complexa e, para livrar-se do problema, é preciso intervir de forma invasiva:

entrando, tirando, combatendo o inimigo. Tratar, nesse modelo, é mais guerra do que paz.

E, no entanto, mesmo com todos esses avanços na medicina, seguimos com um número crescente de doentes. Talvez um dos motivos seja o próprio paradigma, que se especializou em tratar doenças, com um olhar atencioso para os sintomas e como eliminá-los, mas não em promover saúde. A intenção não é descartar o modelo vigente, com suas inúmeras vantagens e conquistas, mas talvez possamos ampliar o olhar para saúde como um conceito maior do que a simples ausência de doenças. Os profissionais de saúde tampouco estão felizes com esse modelo. A maioria sente-se sobrecarregada; a pressão é enorme, são inúmeros os casos de *burnout* e a cobrança por ser compassivo é entendida como mais uma exigência impossível. Como pedir para que profissionais da saúde sejam mais humanos se a eles também é negada a possibilidade de serem, justamente, humanos?

Por fim, o foco tão intenso nos avanços tecnológicos e desfechos mensuráveis acabou deixando de lado uma parte importante do tratamento: o bem-estar do paciente. Para além da doença em si, está na hora de entender que a pessoa que adoece, e também seus acompanhantes e cuidadores, não sofre apenas de queixas materiais. O impacto vai muito além do físico. As angústias, os medos, os desejos particulares de cada pessoa merecem também um olhar tão preocupado e embasado quanto a célula, os níveis de glicose, as artérias, a contagem de glóbulos brancos.

Enquanto podemos confiar na medicina contemporânea ocidental para muitas coisas, ela deixa a desejar quando se trata do campo da subjetividade, que é justamente onde o cuidador habita, na maior parte do tempo.

Será que não vale a pena, então, ampliar o nosso olhar para entender como podemos apoiar aqueles de quem cuidamos nesse estágio tão delicado de suas vidas? É sobre isso que vamos nos debruçar no restante do capítulo.

O médico interior

É frequente, quando se olha para um paciente, voltar a atenção para tudo o que falta ou não funciona. A pessoa aos poucos vai perdendo sua identidade original e vai se objetificando: vira um órgão, uma peça, o rim do quarto 212, o estômago do 502. A médica Rachel Naomi Remen diz que há "uma inegável tendência no pensamento contemporâneo a enxergar a nós mesmos e aos outros não como se *tivéssemos* nossas doenças, mas como se *fôssemos* nossas doenças".[3]

Meu pai era um grande exemplo disso: dizia "sou diabético", "sou sedentário", como se estivesse fadado a essa condição e a todas as suas mazelas. Esses rótulos, no entanto, diziam pouca coisa a respeito de quem ele de fato era (ou poderia se tornar) e também não abriam muito espaço para mudanças, afinal, ele era tudo aquilo (ele havia consolidado essa visão a respeito de si mesmo e todos ao seu redor, também). Rachel sugere que deveríamos nos referir às doenças como verbos, e não substantivos: "o senhor está diabeticando...". Assim, teríamos a ideia de que a doença é um processo (algo que se transforma), e não uma condenação. O diagnóstico sem dúvida alguma é importantíssimo, não só para o médico, que precisa encaminhar o tratamento/saber qual conduta adotar, como também para o paciente, que deseja saber "o que há de errado" consigo.

No entanto, é urgente perceber não só as falhas do paciente, como também suas forças. Para "combater" a diabetes, não basta tomar insulina para compensar a fabricação deficiente desse hormônio pelo pâncreas. Fazer atividade física, alimentar-se melhor, perceber as próprias emoções, gerenciar o estresse, aprender a relaxar, tudo isso contribui imensamente para o restauro do quadro de saúde do paciente. Gosto de pensar que para cuidar da saúde podemos contar com médicos, remédios e procedimentos, mas é também crucial conhecer e fortalecer nosso médico interior. Há muito o que podemos fazer por nós. Tomar consciência de como nossas escolhas nos afetam, perceber o que nos mantém próximos de nós e o que nos afasta, é um passo importante, embora nem sempre seja tão simples conectar-se com as próprias forças. Por razões diversas, muitas vezes elas se retraem, quase definham.

Quando eu era criança, tinha um pedaço de tecido que eu chamava de paninho mágico. Quando meu pai tinha dor de cabeça ou de estômago (o que era bastante comum), eu punha o paninho sobre a área afetada, convicta de que aquele ato o ajudaria a se sentir melhor. "Fecha os olhos, pai." Ele frequentemente dormia, de tão cansado que estava de sua rotina, e acabava acordando melhor. Meu paninho mágico funcionava!

Anos mais tarde, estudando sobre os princípios e efeitos das práticas de integração mente-corpo, fui entender que a mágica não estava exatamente no paninho, mas no que ele fazia com meu pai. Naqueles instantes em que ficava deitado no quarto, meu pai se dispunha a fazer uma pausa, receber afeto e relaxar. Não era assim que ele vivia a maior parte do tempo, sempre se esforçando para ganhar dinheiro, cuidar da família e prover para o futuro. Meu pai vivia num constante estado de alerta – promovido no corpo pela chamada resposta de estresse, cuja função no organismo é nos defender de ameaças, concretas ou imaginadas, e nos prontificar para os desafios da vida. Quando o paninho mágico entrava em cena, o alerta era desligado, suspendendo a liberação de cortisol, adrenalina, entre outras substâncias inflamatórias características do estresse e uma outra resposta era ativada: a do relaxamento.

Embora o estresse seja inevitável e benéfico, é apenas no estado de equilíbrio (ou homeostase) que nosso corpo se regenera. Em outras palavras, nossa capacidade inata de cura, aquela que faz com que um corte cicatrize sozinho, por exemplo, é fortalecida e entra em ação quando estamos calmos e seguros. Hoje já se sabe que ativar a resposta de relaxamento com frequência muda o funcionamento de alguns genes responsáveis por inflamações em nosso corpo. E são as inflamações exacerbadas por períodos prolongados as grandes responsáveis pela manifestação de doenças cardíacas, pressão alta, diabetes, síndromes metabólicas e até mesmo alguns casos de depressão.

No fim das contas, o superpoder do paninho estava em relembrar meu pai de algo que lhe era inato: a capacidade de se restaurar e gerar o próprio bem-estar. Muitos anos mais tarde, descobri que a yoga faz o mesmo que meu paninho mágico: ela me relembra que meu corpo, mente e coração são espaços criativos onde posso criar paz, silêncio e prazer, para mim e para o mundo. Esse superpoder não é exclusivo da yoga; ele está presente em muitos outros caminhos que cultivam a conexão e a consciência.

Já minha mãe descobriu sua força interna em um dos momentos mais difíceis de sua vida: logo após sua primeira recidiva. Quem já teve ou acompanhou alguém com câncer sabe da brutalidade que pode ser o tratamento. A atriz Anna Deavere Smith definiu assim: "A terapia do câncer equivale a espancar um cão com uma vara para livrá-lo das pulgas".[4] Não é exagero. Quando minha mãe terminou o tratamento, que envolveu um ano de quimioterapia semanal e duas grandes cirurgias, fizemos uma viagem à Bahia.

"Ju, parece que estou renascendo", ela comentou.

E era isso mesmo. Porque o tratamento pelo qual passara de alguma forma a matava um pouquinho e aos pouquinhos. Sede, calor, fraqueza, cansaço. Aos poucos ela percebeu a necessidade de entender o que poderia fazer para se ajudar – a viver bem, cuidar da doença e, também, aguentar o tratamento. Cristais, terapia, meditação, alimentação, silêncio, descanso, massagem, reiki, arte, cinema, presença. Essas coisas todas eram âncoras. Traziam força. Eram o caminho que a mantinha ligada a si mesma. Poucas vezes na vida ela se percebeu tão presente, tão inteira.

Talvez esse seja um dos paradoxos das doenças e do confronto com a própria morte: de algum modo eles nos convocam como um todo. "Vem, Magdalena. Preciso de você inteira. Pra você." E, ao observar minha mãe, e estar ao lado dela, sentia também esse chamado. "Vem Júlia, venha inteira."

Uma nova filosofia do cuidado

Quando me matriculei no curso de Medicina Integrativa coordenado pelo médico Paulo de Tarso Lima, em 2015, eu já tinha familiaridade com vários paradigmas de cuidado. Por um lado, tinha o meu pai, que era acompanhado por uns cinco especialistas diferentes, todos muito competentes e respeitados na comunidade médica. A quantidade surreal de remédios que ele tomava, de certa forma, era sintoma desse modelo fragmentado no qual ele estava inserido. O endocrinologista, por exemplo, estava voltado para tratar o pâncreas do José Ricardo – e não o José Ricardo inteiro, que tinha um pâncreas deficiente. Quando sentia dores de cabeça, meu pai buscava um outro especialista e ali se repetia o fenômeno: olhar para a doença, e não para aquele que está doente.

Desse modo, estabelecia-se um ciclo difícil de sair: o remédio do rim atacava o estômago; o médico do estômago sugeria um medicamento que afetava a cabeça; o da cabeça mexia no coração, que impactava no humor, num dominó sem fim, onde cada profissional tentava tapar o buraco deixado pelo outro. O prejuízo de se olhar apenas para os sintomas (e não para as causas) não se resumia a gastar rios de dinheiro com remédios e consultas. A maior perda era a falta de confiança na inteligência do próprio corpo. Aos poucos, aquele excesso de médicos e remédios foi minando as perspectivas do potencial do meu pai se cuidar e se recuperar, pois a crença de que a cura viria de algo externo se tornou muito enraizada.

Por outro lado, tudo o que eu havia visto como prática na medicina tradicional indiana e também na yoga tinha como princípio a crença na saúde como nosso patrimônio natural. Essas filosofias priorizam a preservação e promoção da saúde; depois vem a prevenção de doenças e, por último, o tratamento destas quando elas surgem. Nessa visão, o estilo de vida é determinante e, quando desequilíbrios acontecem, é para ele que devemos olhar primeiro.

É cada vez mais evidente que estar saudável não passa apenas pelo nível biológico. O corpo não é uma máquina e a saúde não se manifesta quando as partes se encontram sem defeitos. Ter um coração que bate, um pulmão que respira, um olho que abre e fecha não faz de ninguém uma pessoa saudável. Ela está funcionando, mas o bem-estar profundo e verdadeiro transcende o corpo. Ele é fruto também de nosso estado mental, de como lidamos com nossas emoções, se cultivamos nossa espiritualidade e relacionamentos, e do sentido, valor e significado que damos à nossa vida. Nesse sentido, cuidar de alguém integralmente é reconhecer que a saúde é fruto não só de como vai o nosso corpo. Como afirmou o teólogo, filósofo e terapeuta francês Jean-Yves Leloup no livro *Cuidar do ser*:[5] "Cuidar do corpo de alguém é prestar atenção ao sopro que o anima".

Essa abordagem, que soma ao tratamento da *doença* o cuidado com a *pessoa* por inteiro, recebe vários nomes ao redor do mundo. Medicina Integrativa é um deles, assim como Saúde Integrativa e Cuidados Integrativos. Não se trata de uma especialidade médica, mas sim de uma forma de exercer o cuidado por qualquer profissional da área da saúde. Seja qual for o nome, o intuito é o mesmo: buscar um olhar mais amplo sobre o que é cuidar e curar. Quando está relacionado a um processo de adoecimento, do lado do médico, nesse modelo, *cuidar* não é apenas diagnosticar e medicar; *curar* passa a ser mais do que a ideia de livrar uma pessoa da doença. Já do lado do paciente, *cuidar-se* não é só visitar o médico com frequência e seguir à risca suas recomendações. Ele deve se engajar em seu cuidado pessoal, tornando-se ativo e responsável na promoção de seu bem-estar físico, emocional e espiritual.

Para ambos, envolve uma grande mudança de paradigma. O médico precisa sair do lugar puramente técnico e também de onipotência; ele precisa aprender a ouvir, entender o que faz sentido para aquela pessoa do outro lado da mesa. Já o paciente tem que abrir mão da ilusão de que uma pílula mágica resolverá todos os seus problemas e introjetar que a responsabilidade por sua vida é dele próprio, em primeiro lugar. Ambos precisam trabalhar juntos na mesma causa, tanto na fase da investigação quanto na hora do tratamento.

Na abordagem integrativa, um dos principais papéis do profissional de saúde é conduzir o paciente a uma atitude reflexiva, ajudá-lo a se aproximar de si mesmo e facilitar um olhar mais atento às suas escolhas cotidianas: sono, alimentação, movimento (atividade e exercício físicos), vida emocional e social, espiritualidade etc. Todas as esferas da vida, os valores que nos guiam e todas as nossas escolhas e atitudes, impactam a nossa saúde. Faz parte de tratar a doença, olhar com atenção para o estilo de vida e fazer eventuais ajustes. Nesse sentido, não é só o profissional que precisa ativar o poder da escuta; o paciente também deve *se ouvir* e observar com atenção e curiosidade o seu modo de agir no mundo.

Minha mãe, quando resolveu trocar de médico depois da primeira recidiva, escolheu uma oncologista que sabia navegar nesse campo mais subjetivo do cuidar. A consulta, para começar, não tinha quinze minutos. Durava uma hora, às vezes duas. Ela gostava de ouvir minha mãe, saber sobre sua história de vida, entender suas preferências, seus planos e também suas dificuldades. Sabia escutar sem julgar. Não achava ruim que minha mãe não conseguisse jantar antes das nove da noite. Usando como ponto de partida as respostas da minha mãe, a dra. Telma começava a traçar com ela um caminho terapêutico. Em vez de uma viagem com roteiro pronto, a consulta era uma exploração curiosa e lenta, possibilitando o encontro paciente e médico e, também, o alinhamento paciente e tratamento. O protocolo final, apesar de se basear em algumas linhas gerais, era construído junto, ali, na hora, a partir do que fazia sentido para minha mãe e também do que era possível e seguro de acordo com as evidências científicas.

Minha mãe seguia fazendo quimioterapia, tomando remédios e, eventualmente, passando por cirurgias, mas, junto dessas medidas necessárias, havia também o convite para descobrir de que maneira ela poderia despertar seu médico interior e encontrar a própria força.

Ser cuidada dessa maneira foi transformador para minha mãe. Ela floresceu como ser humano, mesmo dentro de situações desafiadoras. Ela se apropriou de seu cuidado pessoal, aprendeu a dosar seu ritmo, perceber suas necessidades. Foi gradualmente encontrando maneiras de estar presente para suas sensações, fazer silêncio, e isso foi de extrema importância para que ela vivesse com qualidade e sentido, tendo sua dignidade e valores respeitados. Olhar integralmente para o ser humano é crucial para que, independentemente da eliminação, controle ou progresso da doença, a pessoa, assim como seus acompanhantes e cuidadores, vivenciem seus processos com acolhimento, amorosidade, ferramentas e informação para se tornarem sujeitos ativos, e não vítimas.

Apoiar uma pessoa no processo de resgate ou cultivo de sua saúde, atentando para aspectos tanto técnicos como subjetivos, não é um trabalho simples. Mas quanto a isso há um provérbio africano, muito citado quando se fala de parentalidade, que pode trazer certo alívio para essa missão de quem cuida: "É preciso uma aldeia inteira para educar uma criança". Ouso parafraseá-lo no contexto da saúde: é preciso uma equipe multi, inter e transdisciplinar para cuidar de alguém. O médico não consegue (e nem deveria ser a sua obrigação) dar conta de todas as demandas do paciente – inclusive, se coubesse exclusivamente a ele dar conta de tudo, acabaria por adoecer também. Portanto, médico e paciente podem (e devem) contar com o apoio de psicólogos, nutricionistas, educadores físicos, professores de yoga, terapeutas e quem mais for necessário (e possível, dentro de cada contexto) para apoiá-los no processo de cura e de cuidado. O Cuidado Integrativo se faz trabalhando em rede. Para citar Leonardo Boff:[6] "A arte terapêutica é mais que médica; é integral, portanto, profundamente espiritual".

Uma pausa necessária

Uma doença grave ou um diagnóstico de câncer é como um acidente de carro. Interrompe bruscamente o fluxo de algo que estava em andamento. Desse momento em diante, reduzir a velocidade não é uma mera possibilidade, mas uma obrigação. A rota é suspensa, a marcha precisa mudar, mesmo que temporariamente. E, às vezes, o motorista percebe que aquela rota ou velocidade anterior não estava alinhada com o que realmente queria.

De fato, fomos condicionados a sermos tão obcecados em seguir em frente, em avançar e progredir, que muitas vezes nos esquecemos de nos perguntar:

Para onde estou indo?
Essa rota que escolhi faz sentido?
Esse ritmo está valendo a pena?

É difícil construir uma vida com qualidade, sentido e significado sem nos abrirmos para a contemplação dessas perguntas de tempos em tempos – para não dizer a todo instante. É fácil, muito fácil, cair no automatismo da ação. Somos engolidos por nossos hábitos, vícios, pela pressa, pelo excesso de informação, pela cultura que se sobrepõe aos nossos instintos. Nesse sentido, gosto muito da história do homem que vai ao mestre e pede para saber o seu futuro. O sábio, sem pestanejar, responde: "É fácil. A menos que você desperte, amanhã será como hoje".

Muitas vezes, a doença convida para esse despertar: convoca a atenção do indivíduo, que passa a estar mais próximo de si. Esse chamado à consciência pode desencadear uma reavaliação com o potencial de trazer mais alegria, propósito e bem-estar global à pessoa, que se sente compelida ou autorizada a aproveitar melhor a vida.

O adoecimento de meus pais alterou profundamente a nossa relação com o tempo. Inicialmente o que sentimos foi soma: tudo passou a acontecer ao mesmo tempo. Com o passar dos anos, teve início a subtração: em parte, era intencional, mas também tinha o fator ausência de fôlego mesmo. Tivemos que eleger nossas prioridades, peneirar o que fazia sentido. Deixar de lado algumas coisas. Passamos a fazer algo que, no fundo, seria importante para qualquer pessoa, saudável ou não: olhar para o próprio tempo de vida e entender o que deseja fazer com ele.

Desacelerar nos dá a oportunidade de sermos menos reativos. Os acontecimentos podem ser ameaçadores, até mesmo assustadores, mas, reduzindo o ritmo, criando um espaço seguro e quieto, ampliamos o campo de possibilidades. Há uma frase, atribuída ao psiquiatra e sobrevivente do holocausto Viktor Frankl, que pode ser muito útil aqui (mesmo sem autoria comprovada): "Entre o estímulo e a reação há um espaço. Neste espaço está nosso poder de escolher nossa resposta. Na nossa resposta está nosso crescimento e nossa liberdade". Um dos paradoxos da doença é que, ao criar esse espaço, essa pausa, podemos inaugurar uma forma muito mais expressiva e gratificante de experimentar a vida.

Para o rabino Nilton Bonder:[7]

> A pausa é fundamental para a saúde de tudo o que é vivo. A noite é pausa, o inverno é pausa, mesmo a morte é pausa. Onde não há pausa, a vida lentamente se extingue. [...] Sem acostamento, a vida parece fluir mais rápida e eficiente, mas ao custo fóbico de uma paisagem que passa. [...] Parar não é interromper. Muitas vezes continuar é que é uma interrupção. [...] A prática espiritual deste milênio será viver as pausas. Não haverá maior sábio do que aquele que souber quando algo terminou e quando algo vai começar.

Vale a pena repetir: "Parar não é interromper. Muitas vezes continuar é que é uma interrupção".

***

No texto *Bodhicharyavatara* (O modo de vida do *bodhisattva*), escrito no século 7, o filósofo indiano budista Shantideva ensina que há muitos espinhos e pedras sobre a terra e que caminhar sobre um terreno assim pode ser extremamente doloroso. Poderíamos tentar atapetar o mundo todo para proteger os nossos pés, mas onde encontraríamos tecido suficiente? Na verdade, não é preciso mudar (ou tentar controlar) o mundo, o comportamento dos outros, o ambiente e os acontecimentos. O que precisamos são de sapatos adequados.

Essa história me tocou fundo. Quando meus pais adoeceram, cada um de nós precisou buscar por seus sapatos. Minha mãe foi atrás de uma profissional mais humanista e de terapias complementares, dentro de uma abordagem integrativa, em que ela poderia se sentir ouvida e ativa no tratamento – mas precisou aprender a lidar com a vulnerabilidade de ser "uma pessoa com câncer". Meu pai, por sua vez, se segurou na sua lista de remédios, seus rótulos, os muitos excelentes profissionais com seus tratamentos diversos; o médico interior era um conceito difuso para ele. E eu do meu jeito também: buscando entender, ajudar, apoiar, respeitar.

Cada um da sua maneira aprendeu a se conectar cada vez mais com seus próprios recursos e também com as oportunidades que se abriam (sobre as quais falaremos mais no Capítulo 4). Para além das questões físicas, a doença nos empurrou para um lugar em que se familiarizar com nossos recursos internos (e cultivá-los) não era opcional, mas crucial. A boa notícia é que esses são os mesmos recursos necessários para construção de uma vida genuinamente feliz.

Além da expansão do autoconhecimento, passei a conhecer a minha mãe e o meu pai de um jeito muito mais profundo e abrangente: não mais como apenas meus genitores, mas como Magdalena e José Ricardo. Olhar para a humanidade deles foi um convite radical também para que eu observasse a minha, para olhar com compaixão para os limites de quem cuida. E, quanto mais me aprofundava em minha humanidade, mais era capaz de acolher e respeitar a de meus pais.

O paciente, sim, é o núcleo da atenção, porém pode ser valioso perceber que a família e os cuidadores também apresentam necessidades de atenção e de cuidados. Fala-se muito na concepção do cuidado centrado no paciente. Sem dúvida é um grande avanço ampliar o olhar antes tão focado na doença para enxergar a pessoa inteira. Talvez ampliando um pouco mais o foco veremos que a família e os cuidadores estão logo ali também. E, como quem está doente, também apresentam necessidades de atenção e cuidados.

Para aprofundar e se inspirar:

LIVROS
* *O paciente como ser humano*, Rachel Naomi Remen (Summus Editorial, 1993)
* *Cuidar do ser*, Jean-Yves Leloup (Vozes, 2021)
* *Medicina Integrativa: a cura pelo equilíbrio*, Paulo de Tarso Lima (MG Editores, 2009)
* *Uma arte de cuidar*, Jean-Yves Leloup (Vozes, 2012)
* *Anticâncer*, David Servan-Schreiber (Fontanar, 2011)

SITE
* Consórcio Acadêmico Brasileiro de Saúde Integrativa (Cabsin): https://cabsin.org.br/o-que-e-saude-integrativa

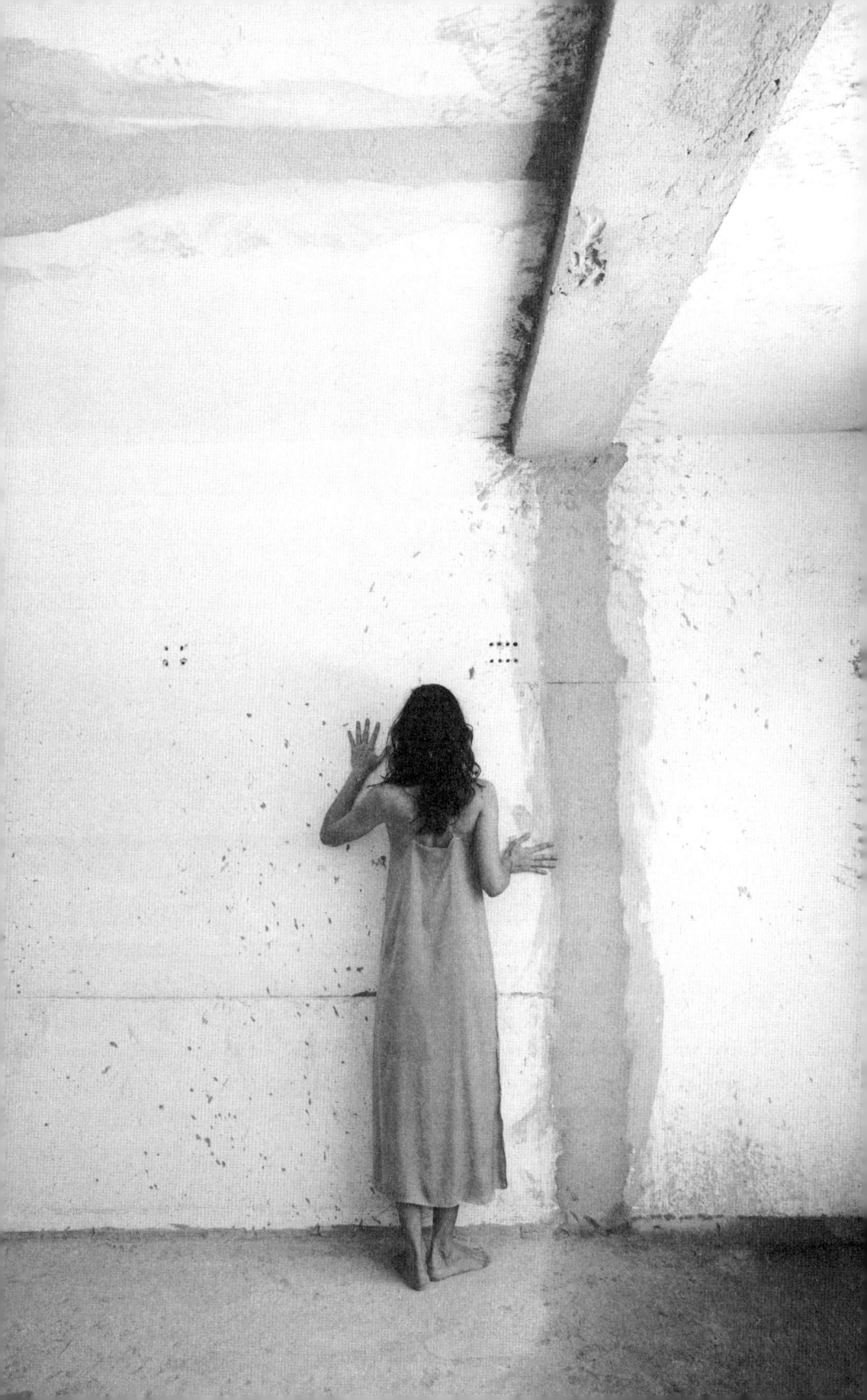

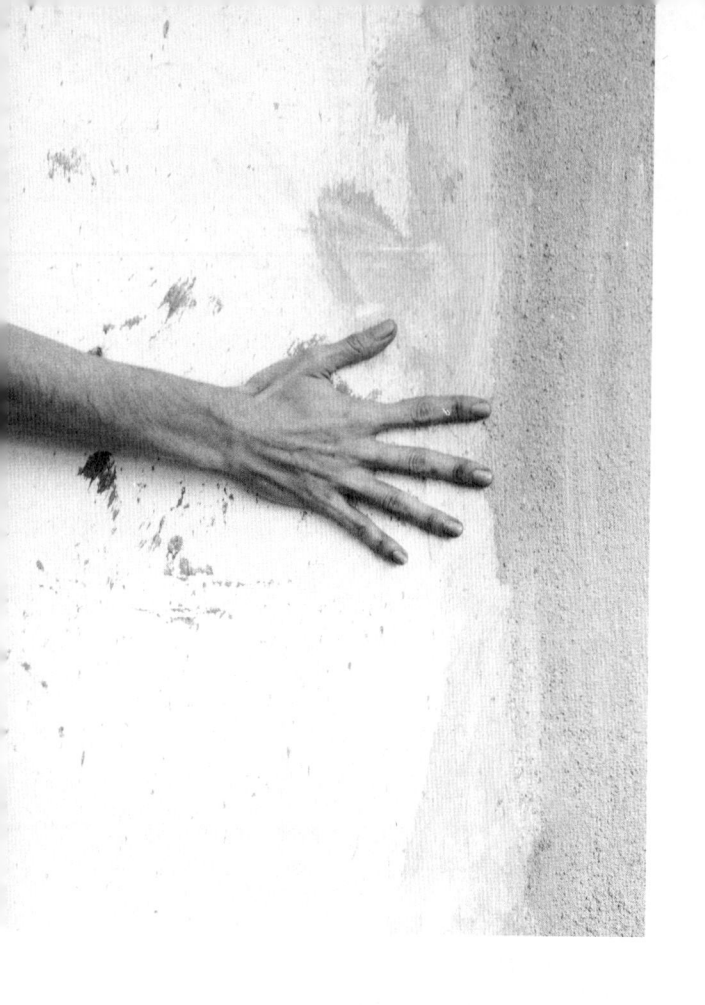

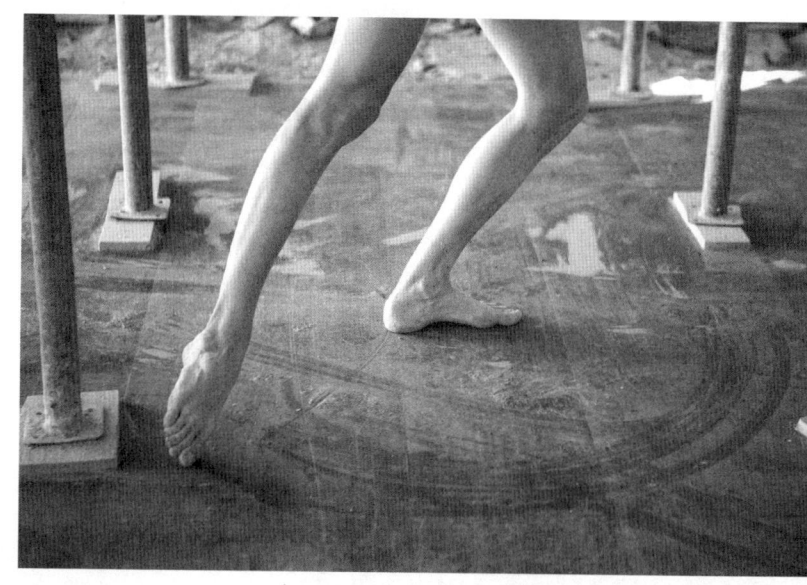

Capítulo 3

Como fica a vida de quem cuida?

"Cuidar é, talvez, a atividade mais ubíqua dos seres humanos, e pode ser a mais demandante, às vezes a mais desanimadora. É também a atividade existencial por meio da qual mais realizamos nosso pleno potencial humano. É nos atos mais humildes de cuidar – limpar o suor da testa, trocar um lençol sujo, acalmar uma pessoa agitada, beijar a bochecha de uma pessoa querida em seu leito de morte – que podemos encorpar a nossa melhor versão. Isso pode oferecer redenção para quem cuida e para aquele que recebe os cuidados. Cuidar pode oferecer sabedoria para a arte de viver."

Arthur Kleinman[1]

1.

No fim do Ensino Médio, minhas opções profissionais alternavam entre ser médica, psicóloga ou jornalista, mas acabei escolhendo teatro. De 2003 a 2007, fiz parte de uma companhia; além de ficar bastante tempo em cartaz em São Paulo, em vários espetáculos, viajamos em turnê para os mais diversos cantos do Brasil e chegamos até a nos apresentar na China. Foi uma experiência maravilhosa, de muita liberdade, trabalho e amadurecimento. A primeira vez que ouvi falar sobre presença foi no teatro, onde também comecei a exercitar a escuta – de mim mesma e dos outros.

Meus pais nunca questionaram minhas escolhas pouco convencionais. De alguma forma, eles confiavam na minha trajetória e, de fato, as portas se abriam para mim com alguma facilidade onde eu colocava energia. Havia um fluxo natural nos meus caminhos profissionais. Sempre me virei. Das cerâmicas que vendia, peças de teatro em que atuei e depois aulas de yoga, massagens, cursos que inventava, o meu lado empreendedor se manifestava e me dava recursos para investir nas minhas áreas de interesse.

Um desses interesses era a Ayurveda, a tradicional medicina indiana. Fiz uma formação durante o último ano da faculdade de teatro, quando também estava mergulhada no universo da yoga. Estava buscando meios de cuidar de mim, de minha felicidade e encontrei naquela filosofia milenar caminhos bastante práticos para o cultivo e preservação da saúde, além de um modo diferente de enxergar a vida e o ser humano. Em janeiro de 2008, tive a oportunidade de fazer a minha primeira viagem à Índia. Inicialmente fiquei bastante dividida sobre ir ou não ir, já que fazia seis meses que meu pai se recuperava de seu infarto. Mas minha mãe e ele me incentivaram muito a ir. Eles sabiam o quanto eu desejava essa experiência.

"Ficaremos bem. Vai!"

E foi, de fato, inesquecível. Estagiei em uma clínica de Ayurveda, viajei por mais de cinco cidades depois com um colega de meu curso e em seguida fui encontrar com um amigo brasileiro em um vilarejo no meio do nada. Ele havia feito uma amizade pelo Orkut com um indiano e fora visitá-lo. Eu me sentia acompanhada por anjos ao longo de toda a viagem! Tudo era encantador. O trânsito infernal e as buzinas incessantes me soavam como a mais linda sinfonia; a sujeira das ruas não me incomodava; eu tinha uma disposição invejável para tentar entender a lógica (muitas vezes sem lógica alguma) que eles tinham. Eu queria aproveitar cada segundo. Andava besuntada em um óleo medicado ayurvédico, cujo cheiro lembrava um frango temperado... e achava maravilhoso! Fazia cocô de cócoras no chão... e achava lindo! Tomava banho frio e de balde... e estava felicíssima! Comia com as mãos... que delícia! Andava em trens em que ratinhos passavam para lá e para cá... que benção!

Essa experiência me mostrou como nosso estado interno influencia nossas experiências. A abertura para toda e qualquer aventura não se repetiu nas viagens que se seguiram. Minha lua de mel com a Índia aconteceu ao longo de toda a primeira visita, mas nas seguintes o status do relacionamento ficou mais pé no chão. Segui achando especial, mas agora trazia um olhar um pouco mais crítico, menos apaixonado. Era capaz de perceber que nem tudo eram mil maravilhas: havia violência, machismo, desigualdade e aquele óleo ayurvédico tinha um cheiro escabroso!

Quando planejava visitar o país pela segunda vez, ouvi diversas vezes da família:

"Júlia, mas como você vai sair assim, agora?".

"Também preciso ter a minha vida. Meus pais também têm todos vocês. Eles ficarão bem".

Eu precisava de uma pausa. Precisava respirar outros ares justamente para depois estar inteira com (e para) meus pais. Intuía que abrir mão de minha vida e minha felicidade não seria bom para ninguém. Quando eu estava com eles, estava cem por cento. Mas também precisava desempenhar outros papéis.

Em minha segunda viagem, conheci um canadense e vivi um amor de verão. Lá nossa única responsabilidade era acordar cedo e fazer yoga. Por volta das 9 da manhã já tínhamos feito tudo isso; o restante do dia era para comer, perder-se de moto por arrozais, encontrar amigos, dormir, amar. Em dado momento, quando perguntei a ele sobre seus planos, sobre o que faria quando voltasse ao Canadá, visto que já estava havia mais de seis meses na Índia, ele me respondeu: "Sabe, Júlia, nós temos apenas 24".

Ao escutar aquelas palavras, percebi: *meus 24 anos são muito diferentes dos dele*. Enquanto ele enxergava um campo aberto, cheio de possibilidades, a minha vida real tinha outros contornos. Meu pai tinha uma saúde muito debilitada, minha mãe se tratava de um câncer. Eu tinha preocupações e responsabilidades de gente grande. E, no entanto, suas palavras ecoavam: "We are only 24".

Voltei daquela viagem querendo me aproximar um pouco mais da jovem de 24 anos do imaginário do canadense.

2.

A casa onde cresci tinha galinha e horta. Ficava em Cotia, a trinta quilômetros de São Paulo. O terreno havia sido comprado pelos meus pais com um grupo de amigos, que depois o dividiram e construíram suas casas, separadas por cercas. A nossa casa (sim, aquela capaz de suportar um tufão) era o xodó do meu pai: tinha bananeira, abacateiro, pé de café, limão e tamarindo, macieira, pitangueira, jabuticabeira e amoreira, além de contar com a presença das exóticas uvaia e cabeludinha. Grande parte dessas árvores ele mesmo havia plantado. Quando meu pai comia alguma fruta de que gostava, guardava a semente, envolvia em algodão úmido, regava diariamente até surgir uma muda. Ele tinha uma paciência e lealdade admiráveis com aquelas sementes; só mais tarde fui entender o que aqueles gestos me ensinavam. Ele também tinha muito orgulho dos ovos caipiras de suas galinhas. Mesmo quando resolvemos nos mudar para São Paulo, meu pai nunca quis vender a casa, ainda que precisasse do dinheiro. Ele insistia que aquela casa seria minha um dia; que era lá que eu construiria a minha família.

No fim de 2009, quando minha mãe se recuperava da última cirurgia, recebendo visitas diárias para a troca do curativo de seu umbigo, e o meu pai, muito debilitado, questionava se era hora de dar entrada na aposentadoria por invalidez, recebemos uma ligação que iria chacoalhar ainda mais as nossas bases. Era noite e o telefone tocava sem parar. Finalmente, meu pai atendeu. Desligou em silêncio, mas seus olhos comunicavam choque e angústia.

"Era o inquilino de Cotia. Nossa casa está indo para leilão."

Em meio ao espanto, conseguimos entender o que havia acontecido. Um pouco depois de meu nascimento, meu pai, que já havia trabalhado em algumas empresas com bastante êxito e acumulara um certo patrimônio, optou em abrir seu próprio negócio. Perto dos meus 7 anos, um fiscal bateu na porta da empresa. Pediu suborno. Meu pai se negou a dar e sofreu as consequências disso. Segundo ele, o fiscal alegou inúmeras irregularidades e não havia outra escolha a não ser fechar a empresa. Ele teve que demitir todos os funcionários e um deles resolveu processá-lo. Esse processo seguiu anos na justiça. Entre tantas coisas que estavam acontecendo, perdemos algumas notificações. Meu pai não foi ao tribunal se defender, restou uma dívida e, como não foi paga, a casa foi a leilão. Soubemos disso doze horas antes do horário marcado para o primeiro lance.

"Ricardo!", minha mãe gritava, inconformada.

Aquilo não poderia estar acontecendo, mas estava: dentro de doze horas, iríamos perder a casa que meus pais custaram tanto a conquistar.

"Qual o lance mínimo?"

Verifico minha conta e vejo quanto dinheiro tenho guardado.

"Podemos comprar nossa própria casa?"

Descobrimos que não. Teríamos que encontrar alguém que comprasse nossa própria casa em nosso lugar. Havia uma série de exigências. Não tínhamos muitas opções e, no final, nosso próprio inquilino se ofereceu para comprá-la usando o nosso dinheiro. O plano era que ele faria o lance e depois transferiria a casa para o nosso nome. Foi um ato de fé, confiança e desespero.

Transferi todo meu dinheiro para o inquilino. Minha mãe raspou sua conta e acho que meu tio emprestou um tanto que faltava. Foi um dia tenso. E absurdamente surreal. "Dou-lhe uma..." e a torcida para que ninguém mais desse um lance... "Dou-lhe duas..." e a pessoa do lado cobria nossa oferta. Foi assim por mais três vezes até que o leiloeiro gritou: "Dou-lhe três, dou-lhe quatro e vendida!". Para nosso inquilino.

Medo. Adrenalina. Apreensão. Foram semanas vivendo a tensão em saber se o inquilino no final de tudo transferiria a casa de volta para nosso nome. Aquela casa simbolizava muitas coisas e, além de tudo, representava a entrada de um aluguel mensal que nos ajudava a pagar muitas contas.

Meses depois, a casa estava de volta em nosso nome. O umbigo de minha mãe fechou. O pesadelo havia passado. Mas do dinheiro que eu tanto havia juntado na infância e adolescência não sobrou um tostão; foi tudo no leilão da casa de Cotia. Por maior que fosse o alívio e a satisfação por termos recuperado a casa, havia também em mim um incômodo. Mais uma vez, eu parava tudo o que estava fazendo para apagar um incêndio. A casa vinha em primeiro lugar, claro, e fiz o que achei que era certo fazer. Mas, quando raspei as minhas economias para comprar a casa de Cotia, percebi que minha disposição para pegar carona na montanha-russa de meu pai não seria eterna.

3.

O ano era 2012. Da mesma forma que animais podem sentir que um terremoto se aproxima, de algum modo eu sentia o prenúncio de que algo ruim estava prestes a acontecer. Durante alguns meses, a sensação de iminência me acompanhava: uma tensão no ar, uma preocupação difusa, uma inquietação constante. Minha mãe estava livre do câncer, mas absolutamente envolvida em seus dramas no trabalho – tensa, muito tensa –, e o meu pai estava feito cachorro perdido em tiroteio, tentando buscar uma saída para a falta de trabalho e as preocupações financeiras. Eu percebi que ele estava se enrolando, mais uma vez, em empréstimos e coisas do tipo. Ele me deixava louca. Tentei buscar ajuda, conversar, oferecer caminhos diferentes, mas não adiantava. Tudo aquilo era maior do que ele.

Para-raios.
Alta-tensão.
Nuvens densas no horizonte.

Um dia, no corredor de casa, saindo da cozinha com uma xícara de chá na mão, eu caí. Assim, do nada, tive um apagão. Acordei deitada no chão, com a xícara espatifada e o chá esparramado à minha volta. Não foi um episódio isolado. Na mesma época, acordei no meio da noite com o coração saindo pela boca. Nunca havia tido uma taquicardia, quiçá daquela magnitude: a ponto de me despertar. A sensação é difícil de descrever; era como se eu estivesse fritando. Um ovo mole na calçada escaldante.

Comentei com os meus pais e fui parar numa consulta com um cardiologista. Fiz vários exames para tentar detectar uma causa física para aquilo que se passava. Não detectaram nada, é claro, mas os médicos não hesitaram em dizer que "quem sabe haja uma possível válvula com um tamanho um pouco diferente talvez". Hoje vejo claramente que não havia nada físico – nenhuma condição preexistente ou malformação que explicasse o ocorrido. Era tudo "emocional" mesmo.

Semanas depois, minha mãe abria um de seus exames de rotina: o câncer voltara. Mais uma vez, a casa ruiu. Porém, senti também um alívio. Era isso! Era isso que meu corpo estava tentando segurar! Que estava vendo, sentindo, tentando frear o irrefreável. Minha mãe estava, novamente, prestes a encarar os pesados e terríveis tratamentos contra o câncer. Eu era jovem e saudável, mas tinha medo de adoecer também. Por trás de exames tranquilizadores, eu estava explodindo.

Será que estou enlouquecendo?
A ausência de testemunhas me faz falta.

Toda essa pressão culminou em um episódio que chamo de "o dia em que quis que o meu pai morresse". Estávamos eu e minha mãe no balcão de internação de um hospital qualquer. Mais uma vez assinando papéis, listando os remédios que meu pai tomava, aguardando a liberação do plano, mergulhando na incerteza do que seria. Mais uma vez confiando em algum médico, confiando na vida. E também cansadas. Naquele dia, entre uma rubrica e outra, sentada em uma cadeira de frente para minha mãe, senti uma coisa no meu corpo. Sabia que poderia verbalizar:

"Mãe, às vezes eu queria que o papai morresse".

Não senti culpa ao dizer em voz alta que *cogitava a morte de meu próprio pai*. Eu tinha bastante clareza do amor que sentia por ele. Era imenso. Assim como meu cansaço. Não era só ir aos médicos. Não era só ficar nas internações. Cuidar de meu pai era segurar a mão, dizer palavras de força e carinho, ajeitar o travesseiro, dormir ao seu lado e acordar de tempos em tempos para checar se ele seguia respirando, colocar em prática as rotinas, comidas e atividades que ajudariam na sua recuperação, olhar nos olhos, rezar e tantas outras coisas que navegam pelo campo do amor. Mas era, também, muito além disso. Era cancelar compromissos dia após dia; era ficar alerta, à espera de alguma nova bomba, farejando quando as coisas começavam a desmantelar; era testemunhar o sofrimento e sentir-se impotente diante dele; era, finalmente, organizar as peças de um complexo quebra-cabeça e ver tudo sendo embaralhado outra vez.

Estar ao lado passava por reconhecer que todos merecem liberdade para conduzir a própria vida, mas que também não é possível "deixar-se fazer o que bem entende". Meu pai, dominado por suas aflições, estava se tornando um perigo. E não era só para ele. Suas atitudes nos afetavam diretamente. Nos enlouqueciam, enfureciam, minavam nossa esperança em um futuro mais calmo e próspero. Sempre guiado por boas intenções, eu sempre soube disso. Porém, quanto mais frágil ele ficava, mais perigoso se tornava.

Não foram poucas as vezes que conversei com meu pai racionalmente sobre o que estava acontecendo. Ele dizia que as dívidas o impulsionavam a correr atrás de seus sonhos; aquela tensão constante o estimulava a ir atrás das coisas; dava um passo e depois ia atrás de um jeito para arcar com as consequências de seus atos.

Por mais que eu dissesse como isso nos afetava, não adiantava. Ele não entendia. Insistia que fazia tudo isso em nome da família. Nenhuma conversa surtiu o efeito desejado: eu só ficava mais cansada e mais descrente de que um dia estaríamos livres dessas preocupações.

Tudo isso me fez chegar à mórbida conclusão de que a morte de meu pai seria uma libertação para nós três. Minha mãe e eu estávamos exauridas de passar por tantas internações e, sobretudo, de lidar com as dificuldades emocionais dele; meu pai, por sua vez, também parecia estar no seu limite. Suas crenças eram tão arraigadas, sua identificação com algumas identidades tão profundas, que realmente não conseguia se abrir para qualquer tipo de mudança. Ele parecia estar afundando. Será que a morte não seria mais fácil?

Meu pai não morreu naquele dia. E, aos poucos, fui percebendo que, para que não desejasse mais sua morte, o que eu precisava não era uma solução para os seus comportamentos enlouquecedores. O que eu precisava era reconhecer os meus limites. E aprender a respeitá-los.

4.

Todo ano, no meu aniversário, meus pais me presenteavam com uma orquídea, acompanhada de um cartão. Em 2015, quando fiz 31 anos, o cartão dizia:

> "Ju,
> gostamos desse pensamento de Charles Chaplin:
> *'A vida é uma peça de teatro que não permite ensaios. Por isso, cante, chore, dance, ria e viva intensamente, antes que a cortina se feche e a peça termine sem aplausos'*".

Terminei de ler a mensagem com um nó na garganta. Abracei meus pais, agradeci o presente e dei logo um jeito de ir para meu quarto, onde chorei copiosamente.

Por que estou tão triste?

As flores eram lindas, o cartão expressava afeto e amor. Eu amava essa tradição e estava grata por ter os meus pais ao meu lado no meu aniversário, depois de um ano tão desafiador. Também estava namorando um homem muito especial e fazendo uma pós-graduação fascinante e promissora. Família, namoro, carreira: tudo estava bem.

Então por que estou tão triste?

Fiz um balanço dos últimos anos:

* 2007: meu pai infartou e passou por uma grande cirurgia. Durante esse período, ficou em coma, na UTI; depois, em casa, passou seis meses bastante debilitado – nesse intervalo, me dei conta de que ele tinha contraído muitas dívidas.
* 2008: fui para a Índia. Na volta, minha mãe descobriu um câncer e passou por duas cirurgias e diversas sessões de quimioterapia.
* 2009: fui para a Índia de novo. Na volta, minha mãe teve complicações, fez uma nova cirurgia e nossa casa foi a leilão.
* 2010: tivemos uma folga de tanta adversidade. A vida parecia se normalizar e fizemos uma viagem em família, só nós três.
* 2011: meu pai pôs um *stent*. Meses depois teve uma pneumonia, ficou internado, teve complicações e descobri que ele tinha novas dívidas. No mesmo ano, ele fez cirurgia de catarata em um olho, depois no outro, e passou por alguns procedimentos em decorrência da diabetes.
* 2012: minha mãe teve a primeira recidiva. Fez duas cirurgias enormes, passou bastante tempo internada, além de fazer químio semanal por um ano. Meu pai pôs mais um *stent*.
* 2013: fui para os Estados Unidos morar com um namorado e estudar. Durante uma passagem por São Paulo para trabalhar e juntar dinheiro para fazer um novo curso, fizemos uma viagem em família para a Bahia. Na volta, meu pai precisou fazer uma prótese de fêmur. A recuperação foi bastante delicada.

* 2014: passei mais alguns meses nos Estados Unidos, mas terminei o namoro e voltei em definitivo para o Brasil, nas vésperas de completar 30 anos. *O que vou fazer aqui?*, pensei. A vida me respondeu com mais internações: meu pai fez outra prótese, ficou internado e sua condição de saúde parecia se complicar cada vez mais.
* 2015: minha mãe foi demitida de uma forma péssima da escola à qual havia dedicado quarenta anos de sua vida. No começo do ano, comecei a pós em Medicina Integrativa; em março conheci o Diogo e começamos a namorar. Em julho, minha mãe foi diagnosticada com uma segunda recidiva e voltou a fazer quimio, agora sem previsão de parar. Ela teve complicações, foi internada algumas vezes e fez algumas visitas ao pronto atendimento.

A essa altura, entre as internações dela e as dele, já tínhamos passado muitas temporadas nos mais variados hospitais. Eu já sabia identificar qual equipe de enfermagem era a mais atenciosa, qual comida era a menos ruim, quais acomodações eram as mais confortáveis. Foram mais de vinte vezes nesse começo: das mais longas às mais curtas, para procedimentos, emergências, exames de rotina. Nunca parei de fazer coisas importantes para mim, mas sentia que minha vida acontecia nos intervalos das intercorrências dos meus pais. Ao abrir aquele cartão, fui tomada por uma grande angústia: eu estava na coxia, e não no palco de minha própria vida.

Me lembrei do canadense. "I was 31." Sete anos haviam se passado. Mais uma vez, minha vida não refletia exatamente o que eu imaginara. Os anos passavam e eu continuava, de certa forma, orbitando em torno das questões de saúde de meus pais. Chorei o luto de tudo que não estava vivendo.

5.

Meu pai foi internado mais uma vez. Ele estava no Hospital das Clínicas para um procedimento de rotina – um exame para checar o funcionamento de uma válvula. Na época, minha mãe estava começando a impor certas delimitações. Mergulhada em seu próprio tratamento, defrontando-se com seus demônios, sombras e medos, ela não tinha mais energia para acompanhar todas as internações de meu pai, mesmo revezando comigo esse papel.

"Júlia, eu não posso entrar no hospital."

"Eu sei, mãe. Pode deixar que eu vou. Não se preocupe."

Acomodados no quarto, percebi – não pela primeira vez – que meu pai estava alegre e bem-disposto. Eu já tinha notado que ele era tomado por uma certa alegria toda vez que era internado. Muita gente vinha visitá-lo e eu lhe dava minha total atenção. Eu passava o dia todo com ele – e, normalmente, a noite também. Ele amava. Dessa vez, ele estava muito bem. O procedimento no dia seguinte era simples, corriqueiro. Batemos papo a tarde toda e, quando começou a ficar tarde, tomei uma decisão.

"Pai, eu vou dormir em casa e volto amanhã cedinho para ficar contigo."

Percebi sua cara de surpresa. Ele nunca tinha passado a noite sozinho no hospital. Eu nunca o deixara sozinho. Mas ele estava ótimo e eu estava exausta.

"Até amanhã, pai."

No trajeto até minha casa, procurei a sensação de culpa, mas não a encontrei. Na verdade, estava orgulhosa de mim por ter sido fiel às minhas necessidades. No meu quarto, respirei fundo e me aninhei no meu travesseiro fofo, no meu edredom macio. Era tudo o que eu precisava: dormir. Na minha cama, sem o barulho de monitores, enfermeiros entrando de hora em hora, luzes acesas no corredor do banheiro. Eu tinha certeza de que meu pai estava bem. E, naquela noite, eu precisava cuidar de mim.

Semanas depois, meu pai me disse que eu o abandonara naquele dia.

***

A vida de quem cuida é marcada por ausências e ambiguidades. Senti tanta coisa que não sabia nomear. Minha mãe estava ali e não estava. Sentia amor e raiva de meu pai. Experimentei uma presença absurda e um vazio também sem igual; uma conexão e uma solidão. Em meio a tantos momentos confusos, em que cheguei a perguntar se eu estava enlouquecendo, percebi que alguma lucidez começava a brotar. Fui aprendendo a discriminar o que sentia, conversar com meus pensamentos, reconhecê-los. A raiva, o incômodo e a indignação abriam espaço para a ternura, a compaixão, o entendimento e a aceitação. Não foi da noite para o dia. Foi tudo bem devagar.

A experiência de cuidar é plural: há quem tenha mais suporte ou recursos; há quem floresça e também quem se afunde. Os desafios que cada família está vivendo (ou viverá em algum momento) são únicos e não dependem somente da evolução da doença (que, sim, tem um grande impacto), mas também das dificuldades que emergem da relação pregressa tanto com aquele que adoece como também com os demais membros da família. O apoio que recebemos ou não do entorno, o acesso que temos à informação e possibilidades de tratamento, os recursos financeiros disponíveis, o acompanhamento de bons (ou maus) profissionais: tudo isso influencia a experiência de quem adoece e de quem cuida.

Cada um encontrará seus próprios adjetivos para qualificar sua experiência singular. Há quem cuide dos pais, mas há também quem acompanhe o adoecimento de um filho, um irmão, uma amiga, esposa ou marido. Cada um desses vínculos traz cores diferentes para a experiência. Não há uma narrativa única nem guia definitivo de respostas.

Os meus desafios e aprendizados particulares podem ser parecidos ou completamente distantes dos seus. No entanto, depois de me debruçar em leituras e conversar com outros cuidadores, percebo que, em meio a tantas diferenças, há alguns lugares-comuns que costumamos visitar. E, mesmo se você não chegar nem perto de sentir qualquer uma dessas coisas, pode valer a pena saber que elas existem.

Por grande parte da minha vivência, tive a sensação de estar enxergando apenas dois palmos à minha frente enquanto caminhava num terreno totalmente desconhecido para um destino misterioso. Sem mapa ou lanterna, recorri grande parte do tempo à intuição e ao instinto. É certo que agucei esses sentidos ao longo da experiência, e em muitos momentos eles me serviram bem, mas senti falta de algumas placas de sinalização para me informar, por exemplo, que não haveria posto de gasolina pelos próximos quarenta quilômetros e, portanto, seria bom parar para abastecer; que eu me aproximava de uma curva perigosa ou que logo adiante havia um acostamento com um mirante e uma bela paisagem para ser degustada. A informação pode ajudar o cuidador a dosar o ritmo e ajustar a rota quando necessário.

Nos momentos em que questionava se o que sentia era normal ou se estava enlouquecendo ou quando o peso da solidão e das responsabilidades me pareciam insuportáveis, teria sido bom alguma orientação:

* para nomear e, assim, organizar melhor minhas sensações;
* para compreender a luz e a sombra de minha posição de cuidadora;
* para me informar quando e como tomar fôlego, para não pirar e para conseguir desfrutar da vida;
* para reforçar a importância de construir uma rede de pessoas para me dar suporte e ferramentas para seguir em frente.

Foi à custa de muito suor – e um tanto de teimosia – que eu e os meus pais fomos encontrando pessoas incríveis que deixaram nosso caminho menos árido e informações e recursos para tornar a jornada mais sustentável. Através de leituras e conversas com especialistas, aprendi que existem fenômenos como "luto antecipatório" e "perda ambígua" que ajudaram a nomear o que eu experimentava e entender que, não, eu não estava enlouquecendo.

No restante do capítulo, reúno conceitos e conteúdos mais subjetivos que buscam elucidar e organizar alguns elementos--chave da experiência do cuidar, para que você possa se familiarizar com o terreno e, assim, se sentir mais capaz e menos perdido na sua jornada.

O lado sombrio do cuidado

É fácil romantizar o papel do cuidador. Afinal, a pessoa que está ao lado, apoiando e acompanhando outra que está doente, muitas vezes executa essa função movida por amor (entre outras coisas). Assim como o maternar – e são lugares que compartilham de muitas das mesmas ambiguidades –, cuidar é servir ao outro muitas vezes sem descanso e envolve muita entrega e pouca garantia de retorno. Sendo assim, quem cuida ocupa, no imaginário social, uma posição idealizada, relacionada à bondade, à paciência, ao altruísmo e a outras virtudes.

Essa expectativa social de ser uma fonte inesgotável de paciência, afeto e atenção pode até ser motivo de orgulho e validação para o cuidador, no início. Mas, inevitavelmente, e com o passar do tempo, essa roupagem santificada começa a se tornar muito pesada. Reclamar, ficar irritado com quem está doente, dar uma sumida por algumas horas? Não pode. Pega mal. Afinal, o cuidador deve amar seu pai (ou mãe ou cônjuge ou irmão) e, ainda por cima, precisa agradecer a sorte de estar (pelo menos em tese) saudável e em condições de cuidar.

No livro *Presente no morrer*, Joan Halifax,[2] uma sacerdotisa zen formada em antropologia e que há décadas se dedica aos cuidados de fim de vida, fala sobre a armadilha de se identificar com um desses arquétipos enaltecidos. O perigo de querer sustentar o tempo todo a imagem do santo altruísta é ignorar e reprimir tudo aquilo que, de forma geral, não é confortável assumir ou enxergar: nossas feridas, nossas dores, nossas imperfeições e limitações. Não temos como fugir desse encontro porque, inevitavelmente, com essas pessoas de quem cuidamos temos relações muito íntimas, longas e profundas. Muitas vezes, cuidamos de alguém que já nos trouxe mágoa, decepção ou sofrimento. Nas palavras de Halifax, são "relações emocionais emaranhadas", que tendem a despertar o nosso lado mais obscuro: "o cuidador pode parecer como um anjo da guarda em um minuto e como um demônio no momento seguinte".

Halifax identifica alguns arquétipos comuns entre cuidadores e nos alerta para a dualidade inerente em cada um – isto é, o lado "luz" e o lado "sombra". Refletir sobre eles pode ser um exercício interessante de autoconhecimento e também, espero, uma forma de nos conduzir a um lugar mais leve, com menos culpa e ressentimento e mais espaço para melhorar as relações com a pessoa cuidada e também com nós mesmos.

Estes são alguns dos arquétipos que Halifax identifica:

* *O herói ou o salvador*: o cuidador pode se identificar com esse arquétipo ao se colocar sempre pronto para agir em prol do outro, nunca reclamando de sua missão. Por outro lado, o herói se isola numa ideia (falsa) de que só ele, com seus superpoderes, tem a capacidade de ajudar o outro, recaindo em arrogância.
* *O mártir*: um grau acima do herói, esse arquétipo está relacionado a quem abdica de si por completo, deixando de lado a própria vida para servir o outro. Nesse contexto, a exaustão e a falta de outras vivências facilmente podem se transformar em ressentimento e amargura.
* *O pai*: quando o cuidador assume o papel de pai, ele se apropria da tutela, aliviando o doente do peso das decisões, mas também o tirando da liderança da própria vida. A sombra desse arquétipo é o autoritarismo, a intransigência e a rigidez.
* *O sábio ou o especialista*: esse é o arquétipo daquele que sabe tudo, pesquisa exaustivamente, tem todas as respostas e, às vezes, (acha que) sabe mais do que o médico. O lado sombrio de tanta sabedoria é que o *expert* geralmente observa à distância, como uma resposta à dificuldade em lidar com seus sentimentos. Soberba, frieza e distanciamento podem aparecer aqui.
* *O sacerdote*: é aquela pessoa "evoluída", que busca extrair ensinamentos e dar bons conselhos no campo espiritual. Assim

como o sábio, essa pessoa pode acabar se tornando distante e desconectada – dos outros e dos próprios sentimentos demasiadamente humanos.

Identificar-se com um ou vários arquétipos é normal, mesmo se você enxerga as manifestações dos aspectos mais problemáticos deles. Assim como o doente transita entre diversos papéis, o cuidador também faz morada em vários lugares. Com relação ao meu pai, por exemplo, eu me via muito no arquétipo do pai (ironicamente): "Por que não muda seus hábitos?" "Por que não faz o que é certo?". Diversas vezes, tanto com ele quanto com a minha mãe, me vi pensando: *Por que não me obedecem?* Precisei aprender a lidar com esse meu impulso e aceitar o jeito de cada um. Tive que cultivar o "não saber", a humildade. E tudo isso não numa sessão calma de yoga, mas no caos de uma internação, na crise, na tensão. Também foi bom manter a mente aberta e curiosa, tanto na relação com o outro quanto na minha jornada de autoconhecimento.

É inerente a essa vivência tanto a descoberta de uma reserva de compaixão e carinho pelo outro quanto o encontro desconfortável com aspectos menos nobres da nossa natureza. Não seremos cuidadores perfeitos, assim como não somos filhas/filhos, cônjuges, mães/pais ou profissionais perfeitos. Talvez a consciência da nossa natureza múltipla, imperfeita, vulnerável, inconsistente, que abriga tanta luz, mas que também deixa espaço para as sombras, possa trazer certo alívio, uma dose de humildade e leveza, a essa nova experiência de cuidar.

O que eu aprendi
* Às vezes, a própria pessoa que está recebendo o cuidado deseja ou precisa que a gente opere nesse lugar arquetípico; ou seja, é uma via de mão dupla. Perceber o que nos impulsiona para um papel ou outro pode nos dar pistas de nossas tendências e também do que aquele de quem cuidamos está nos pedindo. Valer-se dessa necessidade de transferência por parte daquele que adoece pode ser saudável para apoiá-lo em seu tratamento.

* Fará parte da jornada do cuidador se identificar com um ou mais arquétipos, mas é importante estar atento para o risco de se congelar em um só papel, aprisionando a si mesmo e o outro em um dinâmica específica.
* As pausas na função de cuidador são fundamentais para restaurar e ampliar a nossa perspectiva. Elas nos trazem clareza e humildade.

A tríade do cuidado: cuidar, cuidar-se e ser cuidado

Quando eu cursava a pós em Medicina Integrativa, tive uma aula com o mestre de reiki Plínio Cutait. Na época, não imaginava que seria o início de uma bela amizade. Plínio e eu nos conectamos de um jeito natural e foi ele quem me ensinou um conceito poderoso que todo cuidador deveria conhecer: a tríade do cuidado.

Plínio, que é também coordenador do Núcleo de Cuidados Integrativos do Hospital Sírio-Libanês, diz que nossas relações de cuidado são sustentadas por uma tríade: *cuidar, cuidar-se* e *ser cuidado*. É esperado (e desejável) que transitemos por essas três esferas – ora apoiando, ora sendo apoiados. O mesmo vale para o amor: deveríamos amar a nós, aos outros e também sermos amados. Essa visão que valoriza a interdependência ecoa a do filósofo colombiano Bernardo Toro, para quem o "paradigma do êxito", que por muito tempo orientou nossas vidas, deveria dar lugar ao "paradigma do cuidado". Esse paradigma pressupõe uma nova ética, na qual reconhecemos a vulnerabilidade como parte essencial do humano – um desafio e tanto para a humanidade que predomina hoje, com sua ânsia frenética de produzir e realizar, sem olhar para as necessidades mais sutis, tanto nossas e dos demais seres humanos como do planeta como um todo. Para Toro, ou aprendemos a cuidar ou então vamos todos adoecer – como indivíduos, sociedade e ambiente.

Sobre o cuidar, já falamos bastante, então agora quero me concentrar nos outros pilares do tripé: cuidar-se e ser cuidado.

Cuidar-se: praticando o autocuidado

O termo "autocuidado" não deve ser estranho para ninguém, tampouco sua definição: trata-se do ato de cuidar de si mesmo. Ao contrário do que é divulgado pela mídia, isso não se resume a fazer dieta, atividade física, ir ao médico e colocar momentos de relaxamento na sua agenda. Autocuidado é um conceito mais amplo, que envolve o zelo por todas as relações ou as parcerias que fazem parte da vida de um indivíduo. Engloba, por exemplo, como você cuida de seu corpo, da sua mente, das suas emoções e da sua espiritualidade; como cuida de seu tempo, seu esforço, seu dinheiro e seus desejos; como cuida de sua vida familiar, social e profissional; como cuida de suas frustrações, seus talentos, suas conquistas e angústias; e, claro, que sentido você dá à própria vida.

Para cuidar integralmente de si, é necessário o cultivo de algo muito simples, mas que tem estado extremamente distante da maioria: a atenção. A maioria de nós vive no piloto automático, sem notar o próprio estado mental, físico e emocional. O resultado? Comemos quando, na verdade, o que tínhamos era ansiedade (e não fome); brigamos com alguém quando não havia discordância, e sim cansaço. Como aprendi com Paulo de Tarso,[3] um dos pioneiros da Medicina Integrativa no Brasil: "Uma pessoa nunca saberá como se sente, ou o que lhe faz bem ou mal, se sua cabeça estiver distante de seu corpo".

Cuidar de si envolve cultivar uma intimidade consigo mesmo. E, para isso, é preciso estar ao mesmo tempo perto e presente. Não adianta utilizar os recursos mais avançados, os melhores terapeutas, medicamentos e médicos se o convívio diário com todas as esferas do ser não for cultivado. Só entramos em contato com as nossas reais necessidades através da escuta interna. E, ao saber aquilo de que precisamos, mantendo uma atitude atenta e curiosa sobre nós mesmos, podemos sair do piloto automático e fazer escolhas conscientes, que contribuam efetivamente para o nosso bem-estar, de acordo com o que faz sentido para nós.

O caminho para esse tipo de postura – reflexiva, curiosa, aberta – vai depender de cada pessoa. Eu encontrei na yoga uma maneira de me escutar e me cuidar. Foi essa prática que me apoiou (e segue me apoiando) a cuidar de outras pessoas, tanto em minha vida familiar como na profissional. Aprendi (e ainda aprendo) a olhar com honestidade para meus sentimentos, sensações e pensamentos. Cultivar essa prática foi fundamental para viver o longo processo de adoecimento, cuidados e morte de meus pais com um mínimo de equilíbrio e saúde.

Ao longo dos anos, ficou cada dia mais evidente para mim que o cuidado que oferecia a meus pais era diretamente influenciado pelo estado em que eu me encontrava. O zelo que tinha por mim, que envolvia ouvir e respeitar as minhas necessidades e, sobretudo, dedicar tempo e atenção para colocar em prática tudo que me fazia bem, aumentava a qualidade do cuidado que eu oferecia a eles. Passei a enxergar o cuidado pessoal como um aspecto ético e inegociável, que sustenta todas as nossas relações.

Às vezes, temos uma ideia muito romântica e limitada do que é autocuidado. Imaginamos uma música calma, posturas de yoga, máscara de argila, massagem. No entanto, dançar a noite toda com amigos, aprender a dizer não, dedicar-se a um hobby e sair daquele grupo de WhatsApp também podem ser atos de autocuidado. É comum ver indivíduos angustiados, dizendo que não dão conta de meditar, tomar o shot de água com limão, fazer afirmações positivas, entre tantas outras coisas que nos vendem como desejáveis. No entanto, a verdadeira prática de autocuidado não consiste em um escalda-pés com pétalas de rosas, mas sim na escolha e no cultivo de uma vida da qual você não precise fugir com frequência.

Gosto de dar um exemplo de uma aula de spinning que, para mim, representou um belo ato de autocuidado. Estávamos em uma fase delicada do tratamento de minha mãe e meu pai passava por algumas intercorrências. Eu estagiava em um hospital e dava aulas de yoga. Tudo naquele momento me levava para dentro; exigia silêncio, escuta, profundidade e abertura. Subitamente, desejei algo diferente para contrapor toda essa interiorização. Naquele momento eu não precisava meditar ainda mais; eu precisava do raso... do simples mexer o corpo e nada mais. Devagar, em meio a muito suor, música alta e risadas, eu fui voltando à superfície. Ah, como me fez bem!

Assim, cuidar de si pode ser traduzido mais como uma forma de ser e estar no mundo, e não a adoção de uma lista infindável de comportamentos, que mais esgotam do que nutrem nosso corpo e nossa alma. O autocuidado é uma postura e, ao mesmo tempo, uma prática cotidiana. Como tal, deve ser exercitado a todo instante, nas pequenas ações, nos hábitos e na forma como tratamos a nós mesmos. E, longe de ser uma lista fixa, precisa ser flexível, sempre respeitando o que o corpo, a mente e o coração pedem no presente momento.

Perceber o que faz sentido para nós, momento a momento, é fundamental para cuidar de si. Não existe um caminho universal, tampouco um definitivo quando o assunto é o autocuidado. A minha alimentação saudável de hoje, por exemplo, é diferente da que eu tinha aos 20 anos, assim como o que me faz bem no verão é diferente do que me equilibra no inverno. E não adianta eu te dizer como é a minha alimentação e a minha rotina de práticas porque cada pessoa é absolutamente singular e a maneira como você cuida de si deve respeitar sua cultura, sua história de vida e também as suas buscas. Além do mais, aquilo que consideramos ideal deve vir acompanhado de um olhar generoso e gentil, reconhecendo o que é, de fato, possível no momento.

O importante é ter clareza das suas necessidades: o que você precisa para se sentir inteiro? O que lhe nutre e lhe restaura? O que o momento está pedindo e qual o passo possível a ser dado nessa direção? Crie ilhas de calma e nutrição à sua volta e também dentro de você. Visite esses lugares com frequência. Mas, quando você não conseguir, se perdoe. Só não deixe de se cuidar no dia seguinte.

O que foi (e continua sendo) fundamental para mim
- Comer bem, ter uma prática de yoga diária, mexer o corpo, dormir, me permitir pausas na minha função de cuidadora.
- Buscar informação, pessoas inspiradoras, sabedoria.
- Fazer terapia, montar uma rede de apoio, pedir ajuda, me acolher.

* Não reprimir meus sentimentos, buscar entendê-los, aceitar o que eu estava vivendo e reconhecer os meus limites.
* Cultivar minhas amizades, restaurar laços, honrar os meus valores.

Ser cuidada: criando uma rede de apoio

Quando alguém próximo adoece, sempre há algo que precisa ser feito. Em seu lindo livro *The Soul of Care*,[4] o médico Arthur Kleinman, que foi por mais de dez anos cuidador de sua esposa, que tinha Alzheimer, escreve: "Cuidar é uma ação elementar como massagear um ombro dolorido ou lavar mãos sujas. Você faz a comida, dá banho, penteia e escova, e faz toda a logística, sem contar o esforço do suporte emocional. E você segue fazendo. Você se esforça para fazer. Você se preocupa com isso. Sempre tem algo que precisa ser feito, então você segue fazendo".

Quase sempre, as demandas são muitas e não podem esperar. O cuidador precisa operar no campo do fazer e acaba adotando uma postura constante de alerta. *Qual é a próxima pendência a ser resolvida? O que preciso fazer agora?* E quem cuida faz e segue fazendo, sem muito tempo de parar para perguntar quem pode ajudar ou onde buscar ajuda. A gente assume a responsabilidade, arregaça as mangas e dá conta do recado.

Às vezes o cuidador dá conta de tudo sozinho porque, simplesmente, não lhe resta outra opção. Mas, muitas vezes, pode ser que ele não tenha fôlego para levantar a cabeça e olhar para o lado para ver quem pode ajudar. Na realidade, pouca gente aparece para oferecer apoio concreto. Pode ser por falta de pessoas solidárias, mas pode ser porque, paradoxalmente, quem está em volta acha que o cuidador está muito bem, dando conta de tudo (veja anteriormente os arquétipos do herói e do pai, por exemplo). Neurologicamente, também, o estado de alerta resulta numa postura pouco receptiva; e, na ausência do relaxamento e da abertura, as ajudas acabam não chegando. A gente fica com a sensação de que ninguém quer ajudar.

Soma-se a essa dificuldade inerente à função do cuidador o fato de que não fomos culturalmente educados a pedir e receber ajuda. Sabemos que precisamos de suporte, mas preferimos dar conta de tudo sozinhos – e, muitas vezes, damos várias desculpas "racionais" para fazer tudo sem depender de ninguém quando, em última instância, é a percepção da nossa vulnerabilidade diante dos outros que nos assusta tanto e faz ser preferível viver com a sobrecarga. Muita gente acha, no fundo, que pedir ajuda é sinal de fraqueza. Inclusive, alguns entre nós pode chegar ao ponto de negar apoio ou mesmo repelir tentativas de ajuda de terceiros – de forma consciente ou inconsciente. O grande problema, para além da exaustão (que não costuma ser pouca), é que construir uma muralha ao redor de si mesmo só reforça a condição de isolamento. E a solidão é terrível, sobretudo para quem está imerso no mundo da doença e das perdas.

Voltando a Arthur Kleinman, no momento do diagnóstico de sua esposa, ele lhe prometeu que nunca a colocaria numa clínica. Joan o fez jurar que a manteria em casa até o final. Durante nove anos, Arthur foi fiel a esse voto. Nesse tempo, ele resistiu a não ser reconhecido pela mulher com quem dividiu a vida por quarenta anos, aos xingamentos que se voltavam contra ele, às incontáveis trocas de fraldas; resistiu ao cansaço e à aflição de testemunhar o declínio de sua amada esposa. Até que chegou o momento em que se deu conta de que não dava mais. Mesmo tendo àquela altura contratado uma pessoa para auxiliá-lo algumas horas por dia, ele diz, carregado de culpa: "Cheguei a uma muralha que não fui capaz de escalar".

Sentindo-se um traidor, ele admite a si mesmo que internar a esposa na clínica é o único modo possível de seguir. Em um rompante de lucidez, quando Joan toma consciência do que está acontecendo, ela contesta: "Arthur, você me prometeu!". Com o coração em pedaços, ele se dá conta: "A Joan a quem fiz uma promessa não existe mais". Ele também percebe que não é o mesmo cuidador de quando tudo havia começado. Ele agora era um homem exausto, física e mentalmente.

A história de Kleinman serviu de advertência para mim de que sem ajuda, sem uma rede de pessoas com quem dividir os cuidados e poder desabafar e cuidar de mim, a minha corda poderia arrebentar. Para o mundo externo, eu estava dando conta das demandas (e estava de fato). Mas me sentia sobrecarregada e socialmente isolada. A autossuficiência é uma falácia perigosa, que poderia um dia me deixar num beco sem saída ou à beira de um ataque de nervos. E, embora eu desejasse ajuda em muitos momentos, não havia tempo para esperar ela aparecer. As demandas eram urgentes e incessantes e cabia a mim resolvê-las. Mas, nessa minha maratona que não tinha data para terminar, chegou uma hora que passei a me perguntar: quem está cuidando de mim?

A experiência de cuidar é mais leve e menos solitária, e muito mais sustentável no médio e longo prazo, quando nos dispomos a receber ajuda. E, quando só a disposição não basta, é necessário sinalizar – gritar, desenhar, fazer o que estiver ao nosso alcance – que precisamos de suporte. A verdade é que encontrar um equilíbrio entre dar e receber é fundamental. Tendemos a valorizar muito mais o dar, quase como se nos sentíssemos humilhados, diminuídos ou devendo quando admitimos não dar conta sozinhos ou mesmo quando alguém nos oferece a mão. Em última instância, cuidar é navegar nesse limite tênue: do respeito por nós e pelos outros. Invadir e esquivar-se; dar e receber; cuidar-se e ser cuidado. É uma eterna busca pela justa medida das coisas.

Para não se sobrecarregar, recomendo fazer um "mapeamento da rede de cuidado". Trata-se de um exercício de olhar à nossa volta e se perguntar:

Quem pode me apoiar nesse percurso?
Quais serviços eu poderia contratar para aliviar a minha carga?
Com quem posso contar?

Na construção desse mapa, vale identificar o que cada um pode oferecer: há pessoas que são boas ouvintes e será para elas que ligaremos quando precisarmos desabafar, há aquelas agilizadas com burocracias, as que fazem a sopinha gostosa, e por aí vai. É bom se lembrar também dos serviços, como o de uma lavanderia ou entrega de comida, por exemplo, que otimizam alguns afazeres do lar e liberam o tempo para que o cuidador faça aquilo que só ele pode fazer. Fato é: o apoio de que um cuidador precisa não pode vir de uma pessoa só. Ninguém é capaz de suprir todas as nossas necessidades e, quanto mais diversificada e ampla for nossa rede, maiores as chances de recebermos o suporte que desejamos e de que precisamos.

A rede de apoio pode contar com suportes pontuais, recorrentes, pagos e também informais, como é no caso de amigos, uma vizinha ou colega de trabalho, por exemplo. A ajuda pode se centrar no círculo mais próximo do doente, fazendo algo diretamente para ele, como também para áreas mais periféricas ou menos óbvias, mas igualmente importantes. Quem já teve um bebê pequeno em casa sabe que é ótimo ter alguém para dar banho ou trocar fraldas, mas é igualmente útil que alguém se ofereça para limpar a casa e fazer comida ou ter um grupo de mães/pais para encontrar na pracinha, trocar mensagens nas madrugadas e desabafar. Também é essencial ter aquelas pessoas com quem você tem a sensação de "tirar férias" do assunto "doença": papear sobre temas aleatórios e futilidades, dar risada e fazer programas comuns (ver um filme, sair para dançar etc.).

Na minha história como cuidadora, um de meus suportes importantes foi a Nil, funcionária de meus pais. Quando eu passava em casa para fazer uma nova mala com roupas limpas para ir ao hospital, ela me entregava algumas marmitas com minhas comidas favoritas. Aqueles potinhos me nutriam de inúmeras maneiras. Tenho muita gratidão pelo cuidado que ela ofereceu a mim e aos meus pais por tantos anos.

Em termos de suporte emocional, no início, não me abria com muitas pessoas sobre tudo o que estava vivendo. Em parte, era para proteger os meus pais, não expor suas intimidades e respeitar seus pedidos. Além do mais, meus amigos estavam vivendo os dramas típicos dos jovens de vinte e poucos anos, bem diferentes dos meus. Por mais que sair simplesmente para dar risada e viver outros assuntos me fizesse muito bem – e, em muitos momentos, foi essencial para minha saúde mental –, a verdade é que, entre eles, às vezes me sentia uma ET.

Talvez por isso o primeiro colo que busquei foi a terapia. Precisava de uma escuta neutra, que não tentasse minimizar, me anestesiar ou me distrair das intensas emoções. Foi essencial, mas, se meus pais tiveram suas lições quanto à vulnerabilidade, eu também tive as minhas. Percebi que precisava dos amigos, das pessoas à minha volta, e não só da escuta semanal da terapeuta. E, se eu tentasse proteger demais o que estávamos vivendo, do mesmo jeito que nada sairia, também nada poderia entrar. Comecei, então, a verbalizar do que precisava e, aos poucos, foram surgindo ajudas: pessoas, livros, uma música.

Devagar, fui me abrindo e encontrando mais disposição para contar sobre o que estava vivendo no meu planeta. Aprendi a ser mais sincera quando alguém me perguntava, às vezes por educação ou hábito: "E aí, como você está? Tudo bem?".

"Não, não está tudo bem."

"Não estou dando conta."

"Preciso de ajuda."

O que me ajudou
* Investigar (dentro e fora da terapia) o que me impedia de receber ajuda.
* Criar uma comunidade de cuidado ao redor de meus pais com psicólogos, médicos e outros profissionais de saúde de nossa confiança para compartilhar a responsabilidade do cuidar e também montar uma rede de apoio com vizinhos, amigos e funcionários para dar suporte nas tarefas do dia a dia.
* Criar laços com pessoas passando por experiências parecidas, com quem eu pudesse trocar e me abrir num espaço seguro e acolhedor (como o Café com Cuidado).
* Me disponibilizar para experiências em que eu só precisaria receber.

***

Em seu livro *Saber cuidar*,[5] o filósofo Leonardo Boff escreveu: "Se não receber cuidado, desde o nascimento até a morte, o ser humano desestrutura-se, definha, perde sentido e morre". Receber cuidados, assim como oferecê-los, é estruturante e essencial para nós, humanos. Se estamos vivos aqui neste momento é porque alguém cuidou de nós. Mesmo os adultos são interdependentes; precisamos de pessoas para cultivar o alimento, construir nossa casa, trocar serviços, oferecer companhia e escuta, além de muitas outras coisas essenciais para uma vida digna e longeva. A conexão e, sim, a dependência em outras pessoas são parte intrínseca da nossa natureza. "Somos todos filhos e filhas do cuidado", diz Boff.

Quando me vi na condição de cuidadora dos meus pais, entendi que na minha vida estava acontecendo algo muito importante e que não teria fôlego para viver tudo o que queria (ou que esperava estar vivendo naquela idade). Escolhi me dedicar à função de cuidadora primária deles. Precisei repensar minhas prioridades e rotinas. Foquei em cuidar dos meus pais, nas minhas práticas de autocuidado e, por fim, na simples, porém árdua, tarefa de pedir e aceitar ajuda.

O que aprendi cuidando de alguém é que haverá dias bons e outros ruins. Luz e sombra. Você pode descobrir recursos internos belos e encantadores: amor, escuta, compaixão. Mas também pode ver sombras longas e assustadoras: raiva, arrogância, teimosia. Sentirá um cansaço mental e físico sem igual. Experimentará uma dimensão profundamente solitária. Muitas vezes, você será invisível para o resto da sociedade: os médicos, os profissionais, os vizinhos e até para aquele que recebe o seu cuidado.

A intensidade da experiência é um convite irrecusável para equilibrar os pratos entre o dar e o receber. As necessidades são urgentes, incessantes e emocionalmente demandantes. No entanto, com humildade e abertura, e muita paciência, é possível navegar no tênue limite entre o respeito pelo outro e por nós; cuidar e ser cuidado; esforçar-se e usufruir do que lhe é dado; perseguir e, às vezes, encontrar a tal da justa medida.

É curioso, porque pratiquei yoga durante anos, estudei Ayurveda e fui à Índia quatro vezes, em busca de uma vivência transcendental, mas foi cuidando e acompanhando os meus pais que encontrei o solo mais fértil para o cultivo da espiritualidade. Levei bastante tempo para reconhecer que o adoecimento dos meus pais não era um obstáculo ou um desvio em meu caminho; era parte da minha trajetória.

Para aprofundar e se inspirar

LIVROS
* *The Soul of Care*, Arthur Kleinman (Penguin Books, 2019)
* *Presente no morrer*, Joan Halifax (Gryphus Editora, 2018)
* *Saber cuidar*, Leonardo Boff (Vozes, 2014)
* *Autocompaixão*, Kristin Neff (Lúcida Letra, 2017)

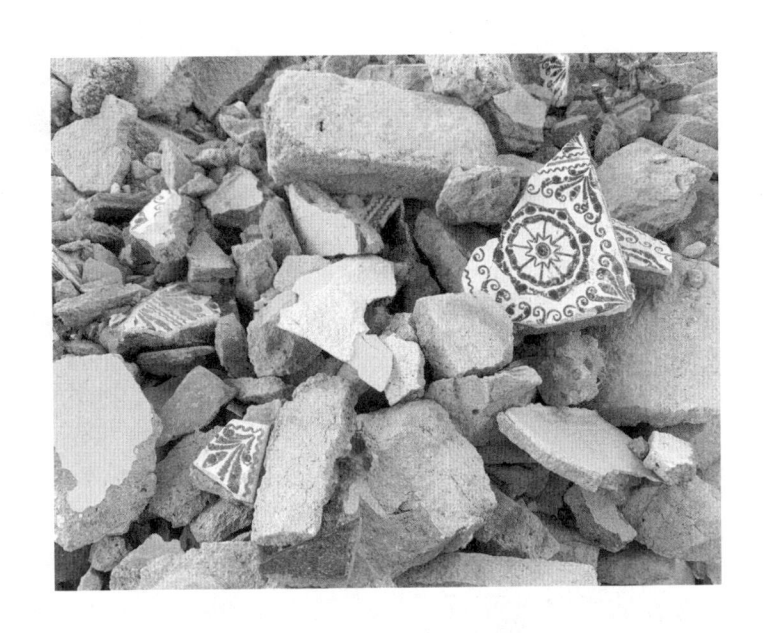

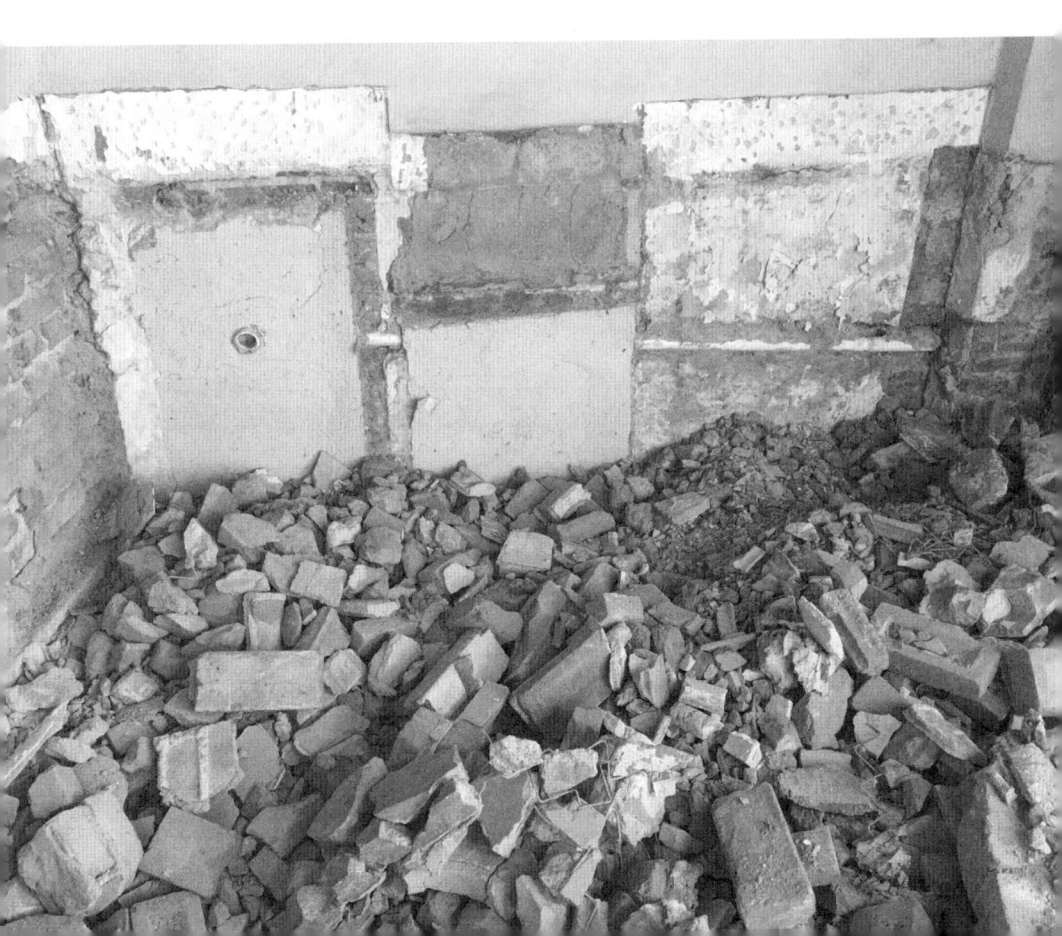

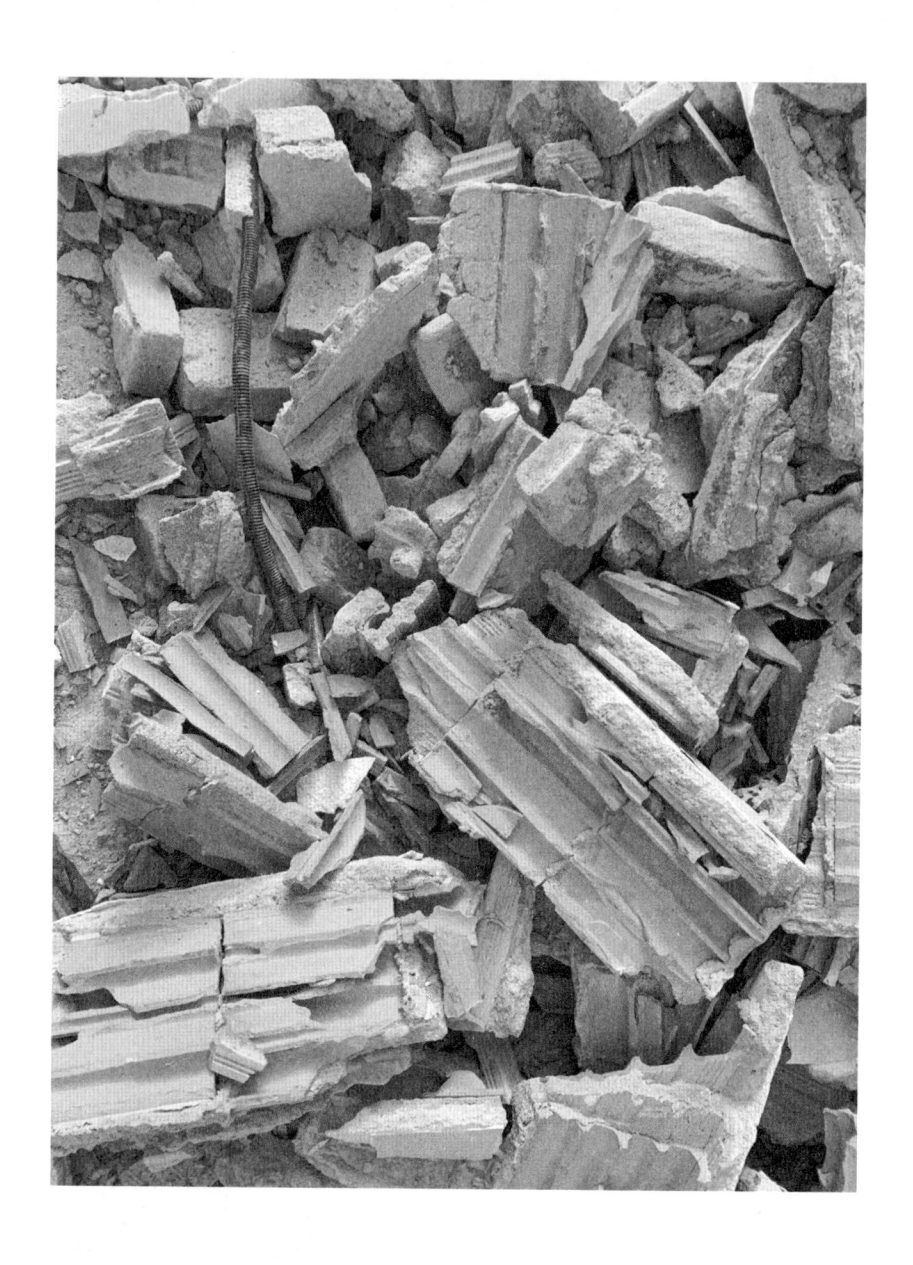

Capítulo 4

Vida e morte no mesmo ambiente

"O correr da vida embrulha tudo.
A vida é assim: esquenta e esfria,
aperta e daí afrouxa,
sossega e depois desinquieta.
O que ela quer da gente é coragem."

Guimarães Rosa[1]

1.

"Júlia, por que você não me abraça?"

Eu e minha mãe estávamos sentadas no banco branco do jardim. Era uma manhã bonita, fresca. Foi no início de tudo, quando ela estava passando pelos primeiros ciclos de quimioterapia, em 2008.

"Não consigo, mãe", respondi com os olhos cheios d'água.

"Não entendo. Estou doente. Talvez eu morra. E mesmo assim você não me abraça..."

"Me dói não conseguir te abraçar, mas não consigo. E não posso passar por cima do que estou sentindo."

As lágrimas haviam transbordado e desciam em ritmo acelerado agora. O meu amor por ela era imenso, mas as mágoas e ressentimentos bloqueavam a expressão do meu afeto. A angustiante incapacidade de abraçar a minha mãe era como uma pedra no meu rio. Talvez chegara a hora de tentar tirar a pedra do caminho.

"Mãe, é horrível te ver doente e sofrendo. Mas algo me impede de dar esse abraço sincero que você deseja e que eu também queria poder te dar. Em muitos momentos senti falta de você como mãe, do seu afeto e cumplicidade. Eu sei do seu amor, reconheço tantas coisas que fez por mim, mas você foi muito dura comigo. Muito. Sentia que você tinha raiva de mim."

Minha mãe não disse nada. Estava atenta, me escutando. Contei como me magoou quando ela contava os meus segredos, dava minhas coisas sem me avisar e ainda mentia depois, dizendo que não havia feito nada disso. Ter que fingir que estava "tudo bem" entre nós na frente dos outros, apenas para manter as aparências, me matava por dentro. Não podia mais viver assim, fingindo, ignorando o que eu realmente sentia.

Ficamos em silêncio por um tempo. Meus olhos não paravam de escorrer. A água represada saía sem cessar, aliviando minha angústia, minha culpa.

"Júlia, acho importante você saber que minha mãe nunca me contou histórias. O papel dela era fazer a comida e o meu era cuidar dos meus irmãos mais novos. Nunca quis ser distante de você, muito pelo contrário. Te dei o que consegui: apoio nos seus caminhos, na sua vontade de estudar teatro. Fui firme, sim, mas não queria ser fria. Seu pai estabeleceu uma relação com você que blindava qualquer aproximação de minha parte. Você sempre foi a recipiente de todo o afeto dele, todo o amor. É difícil admitir isso, mas eu te via como uma rival."

Queria dizer à minha mãe que eu não era sua rival, que não queria ocupar esse lugar entre ela e o meu pai, mas fiquei quieta. As palavras não eram necessárias porque ali, no banco branco embaixo do pé de lichia, eu e minha mãe havíamos nos enxergado, de verdade, pela primeira vez. Ela me enxergou como a pessoa que sou, para além de sua filha; eu a enxerguei como a pessoa que ela era, para além de minha mãe. Ainda estávamos longe uma da outra, mas conseguíamos, enfim, nos avistar. Havia um caminho ainda a ser percorrido, mas, com aquela conversa, nós duas demos o primeiro passo em direção uma da outra.

Algum tempo depois, reparei que os meus pais passaram a andar de mãos dadas. Não era o habitual deles. Não tenho recordação de vê-los trocando carícias e chamegos quando eu era criança ou adolescente. Uma mágica tinha acontecido. Em parte, por minha insistência, havíamos começado um processo terapêutico familiar e, milagrosamente, a partir disso meu pai começara a ter sessões quinzenais com uma psicóloga (toda semana seria exigir demais!). Em poucos meses, sua atitude com minha mãe mudou; passou a fazer mais programas com ela, inclusive topando ver uns filmes mais cabeça, como ela preferia. Ele se abriu para ela, passou a oferecer menos resistência. E ela também passou a ceder em algumas questões. Tornaram-se mais companheiros, mais doces um com o outro.

Com quase quarenta anos de casados, Ricardo e Magdalena estavam se descobrindo de outra forma – se encontrando num novo lugar.

Na verdade, estávamos os três aprendendo a nos reencontrar.

2.

É dilacerante testemunhar os meus pais perdendo tanto:
   órgãos
   sangue
   um emprego
   a carreira
   dinheiro
   o horizonte
   o bom senso
   disposição
   vitalidade
   alegria
   paz
   o sentido da vida.

É cansativo esperar:
   a médica que atrasa
   o resultado de um exame
   a disposição que não volta
   o surgimento de dias melhores
   a aprovação do convênio
   o remédio fazer efeito
   a estabilidade para que eu dê um passo.

A constante iminência da morte me faz vivê-la muitas vezes:
   Como seria se
   eles morressem agora?
   Será que vou
   chorar muito?
   E se acontecer
   agora que estou longe?
   Daria tempo de
   pegar um avião
   e chegar ao enterro?

Talvez seja melhor parar de viajar.

E se meu pai
morresse hoje,
e estou aqui brava com ele?
E se,
nesta breve saída
para tomar um café,
ele tem um piripaque
sozinho
na internação?

Quem será que
vai morrer antes?
Como vai ser depois
que um deles morrer?

É angustiante não saber:
   o que
   e quando
   cada coisa
   vai acontecer.

3.

Em março de 2015, o Diogo entrou na família como um sopro de ar fresco. Eu estava apaixonada e meus pais gostaram dele de cara. Meses depois, minha mãe descobriu novas metástases – uma segunda recidiva – e o seu corpo já não respondia aos protocolos anteriores. A dra. Telma indicou um remédio novo, que ainda não havia sido aprovado no Brasil e, claro, era caríssimo. Mesmo sendo um namoro recente, Diogo não hesitou em ajudar. Prontamente encontrou um advogado, moveu um processo contra o plano de saúde, ganhou a ação e, semanas depois, entregou os comprimidos para minha mãe. Ele também se prontificou a ajudar o meu pai a criar um planejamento para quitar suas dívidas, motivo de extrema angústia para mim e para minha mãe. Com apoio de uma superplanilha que ele mesmo criou, mostrou, por A mais B, que meus pais tinham a possibilidade de terem uma vida mais tranquila se conseguissem se organizar para reduzir alguns custos e parar de pagar juros tão altos. O Diogo era um homem atencioso, parceiro, e meus pais estavam felizes com o nosso namoro.

No início de 2016, viajei para fazer um curso no Chile e o Diogo convidou os meus pais para jantar. Era para contar que queria me pedir em casamento. Ele fez tudo à moda antiga – algo que sabia que meu pai adoraria – e fez questão de envolver minha mãe na escolha de um anel. Ao longo de três meses, guardaram o segredo de mim, mas não havia muito mistério: era nítido que eu diria sim! Além de me sentir muito bem e segura ao lado dele, Diogo tinha uma família muito acolhedora. A mãe dele sempre foi muito querida, e ainda tinham os dois irmãos e três sobrinhos. Como filha única, tinha uma piada com minha mãe: "Só caso se o homem tiver irmãos, porque quero ser tia!". Já no primeiro dia em que conheci Sofia, Joaquim e Rita, me tornei a tia Júlia e amei.

Mas, em meio à alegria e à euforia de planejar uma festa de casamento e de montar a minha primeira casa, havia também muita incerteza. O tratamento do câncer estava exigindo demais da minha mãe, fisicamente. O cansaço a consumia; mesmo fazendo apenas uma coisa por dia, antes de anoitecer ela estava exausta. Suas plaquetas estavam baixíssimas, a ponto de precisar fazer transfusões de sangue periodicamente. Nada era capaz de compensar a brutalidade do tratamento que continha o avanço da doença. *Como poderia usufruir de uma festa nesse estado?*

Enquanto o corpo da minha mãe ameaçava desabar, meu pai se arriscava em territórios ainda mais sombrios, nos quais eu não era capaz de acompanhar. A poucos meses do casamento, ele entrou no meu quarto, eufórico, e disse ter descoberto o motivo da doença da minha mãe. Começou a contar uma longa história sobre um objeto que minha mãe recebera que teria vindo com uma magia maléfica, que estava por trás do câncer e de todo o sofrimento que a nossa família estava passando. Ele contou tudo isso com a maior convicção do mundo, e ainda por cima animado por ter resolvido o mistério e, também, ter encontrado a solução: queria que eu o acompanhasse a uma missa para exorcizar o tal objeto. Ele estava tão obstinado que não percebia que tudo aquilo reabria feridas de uma história dolorosa que havíamos vivido dez anos antes. Na mesma época, descobri que ele havia pegado um novo empréstimo e planejava "jogar" para multiplicar o dinheiro. Eu só pensava: *Será que chegou a hora de interditar o meu pai?*

Foram meses em que transitei entre o céu e o inferno quase diariamente. Por um lado, eu estava apaixonada e prestes a me casar com um homem maravilhoso, fazendo provas de vestidos, experimentando docinhos e escolhendo o bufê. Mas, por outro, entre as provas, eu ia ao hospital com a minha mãe para suas consultas, sessões de quimioterapia ou transfusões. Com as comidas da festa, eu precisava digerir as loucuras do meu pai. Todo espaço que eu visitava para o casório eu me perguntava: *A minha mãe terá forças para subir essas escadas?* A cada contato com o meu pai, eu pensava: *Como me entregar plenamente à alegria desse evento me sentindo tão decepcionada e distante do meu pai?*

Com relação à dificuldade da minha mãe, encontramos juntas uma solução. Tivemos uma conversa franca com sua médica para avaliar o que fazia sentido naquele momento. Refletimos sobre sua qualidade de vida e sobre o que era importante para ela. Valeria a pena seguir fazendo esse tratamento intensivo, mas talvez não conseguir estar presente no casamento de sua única filha? Aquela "luta", que tantos teimam em exigir dos pacientes oncológicos, não estava saindo muito cara àquela altura? Seria possível parar o tratamento por alguns meses para usufruir de um evento feliz com inteireza e depois retomá-lo, se ela quisesse?

Ela optou por fazer uma pausa na quimioterapia e não poderia ter sido uma decisão mais acertada. A disposição e a alegria voltaram com força; era como se ela tivesse ressuscitado. Fomos a uma costureira fazer um vestido sob medida para ela. No dia da festa, ela estava deslumbrante. Participou da cerimônia, dançou um pouco na pista, abraçou tanta gente, esteve com seus amigos e família. Era unânime: todos comentavam como ela estava linda. Mas ela estava mais do que bonita, estava radiante por estar ali, curtindo aquele momento singular.

Com o meu pai, não posso dizer que chegamos a uma solução conjunta. No grande dia, ele estava elegante no terno que mandara fazer e feliz de estar realizando o sonho de entregar a filha em casamento, mas os episódios recentes pesavam em mim. Antes de ser conduzida até o altar, me conectei com um mantra.

Eu sigo o meu destino e deixo você com o seu.
Respeito suas escolhas e sigo o meu caminho.
Deixo com você o que é seu e levo comigo o que é meu.
Eu sigo em paz.

E assim foi. Mesmo em condições imperfeitas, o dia 5 de novembro de 2016 acabou sendo um dia perfeito. Eu estava seguindo o meu destino, e estava em paz.

4.

Dia das Mães, 2017. Fomos todos almoçar com a família da minha mãe. Sua saúde passava por uma fase debilitada, mas ela estava muito feliz por estarmos reunidos. Meu primo havia nos convidado para tomar um café em sua casa depois do almoço. Chegando lá, minha prima subiu num banco, pediu a palavra e anunciou: "Estamos grávidos".

Nessa hora, me dei conta: *Eu também.*

Diogo e eu nos casamos relativamente rápido, mas o plano era esperar ao menos dois anos para engravidar. Eu sempre quis ter filhos e ele também, mas, embora nossos métodos contraceptivos não fossem dos mais confiáveis, eu admito, me descobrir grávida seis meses depois de nosso "sim" foi uma baita surpresa. Mesmo antes de ter qualquer confirmação, naquele momento, eu sabia: *Estou grávida*. Depois do café, no carro, abri o aplicativo onde marcava meu ciclo menstrual e, de fato, eu estava um dia atrasada. Resolvi fazer o teste no dia seguinte e só contar quando fosse oficial. Dormi com o segredo de que aquele havia sido o meu primeiro Dia das Mães.

De manhã, comprei o teste e levei para o banheiro. Positivo.

"Di, você almoça em casa hoje?"

"Não, só chego à noite."

"Tá bom, nos falamos mais tarde!"

Um sono súbito se apossou de meu corpo depois que saí do banheiro com aquele teste. Fui tirar um cochilo, feliz por saber da notícia que daria ao Diogo mais tarde. À noite, depois de dar aulas, cheguei em casa e me diverti um pouco conversando com o Diogo sobre não importa o quê, sabendo que a qualquer momento sua vida mudaria totalmente.

Martim, teu pai quase caiu pra trás quando soube que você estava na área. Afinal, nos nossos planos, iríamos esperar mais uns dois aninhos para engravidar. Uma semana depois da descoberta ele já tinha comprado três raquetes de tênis pra você, bolinha, quis assistir a filme de parto, fazer planilha de nossos gastos nessa nova fase e contou pra todo mundo que você viria. E que seria um menino. Teu pai conversou muito com você na barriga e cuidou muito da mamãe também. A gente se ama muito. E a gente te ama demais! Consigo entender bem por que você não quis esperar nossos "dois aninhos" para vir. Seu pai é um homem muito especial!

Diogo quis logo contar para meus pais.

"Não é melhor esperar as doze semanas?"

"Ju, imagina a alegria dos seus pais! Não vamos tirar deles a oportunidade de sentirem essa felicidade agora. Para que esperar mais oito semanas?"

Contamos no dia seguinte, pessoalmente. Minha mãe quase caiu para trás. Deu um grito, bateu palmas e saltou da cadeira. Lembro que foi nessa ordem. Ela não podia acreditar: seria avó! Meu pai não se moveu da poltrona, mas seus olhos marejaram e começaram a escorrer sem parar.

Dias depois, minha mãe me entregou uma caixa: eram mantinhas, ursinhos e brinquedos que foram meus e que ela guardara para quando eu engravidasse. Tudo impecável. Embora tivesse pouca energia, fez questão de que eu levasse todas as roupinhas que eu havia ganhado e comprado para sua casa. Passamos uma manhã separando cada uma por idade e tamanho. Foi tão gostoso ter conseguido viver isso com ela. Era o que dava. Era o que tínhamos.

Sabão de coco e você cada vez mais perto. Suas roupinhas estão secando no varal. Sua avó me ajudou a separar tudo e lavou cada peça com todo o cuidado. Estamos arrumando tudo aqui para você chegar. Você está cada vez maior e a cada dia aumenta a minha vontade de te conhecer do lado de cá. Às vezes parece que está passando rápido... e em outros momentos parece que estou grávida há anos. O vovô passa o dia cantando pela casa, lembrando das músicas da infância dele para te apresentar. Ele já disse que quer plantar o seu umbigo debaixo de uma roseira, como fez com o meu. Tem uma família cheia de amor te esperando, Martim. Pode vir!

Meu pai fazia uma lista mental dos presentes que queria dar ao neto:

um móbile
depois uma piscina
um submarino a pilha para usar na piscina
um caminhão
um pato.

De repente, um mundo de sonhos, planos e esperança.

***

Quando comecei a praticar yoga, achava que encontraria calma, luz e bem-estar. Mas, paradoxalmente, a busca disciplinada pelo silêncio me entregou barulho. Entrei em contato com muita luz, sim, mas também muitas sombras. Dia após dia, a prática me levava a lugares nunca antes vislumbrados. Às vezes sentia amor, integração, paz; outras vezes experimentava medo, tédio, rancor. Lembrava de assuntos ainda não resolvidos dentro de mim, experimentava sensações inéditas, surpreendentes.

No período em que eu saí de casa e minha mãe teve a segunda recidiva, o aprendizado da yoga foi posto à prova. Tudo acontecia ao mesmo tempo. Casamento. Internações. Brigas. Alegrias, tristezas e decepções. Um bebezinho crescendo dentro de mim. Esperança, medo. As coisas não aconteciam uma depois da outra, do jeito que eu imaginava e julgava ser melhor. Não havia intervalo entre o "bom" e o "ruim"; a vida vinha com toda a sua potência, nua e crua, linda e terrível. Por mais que eu tentasse frear ou amenizar o que a correnteza trazia, não dava. Não havia controle.

A simultaneidade dos acontecimentos, que não obedeciam aos meus planos ou às minhas vontades, desafiou minha compreensão do mundo e de mim mesma. Não fomos educados para lidar com as contradições, com as incoerências, com os vazios. Esperamos que a vida seja boa, que nos satisfaça, que não nos desaponte. Desejamos: dias de sol, amor, risadas, expansão. Rejeitamos: dias de chuva, desencontros, tristeza, perdas. Sonhamos com uma planície, mas detestamos a monotonia. Queremos emoções, mas não as que nos desagradam. Imaginamos que, se nos esforçarmos, seremos recompensados; que, se formos boas pessoas, tudo vai transcorrer do jeito que planejamos e merecemos.

Com o adoecimento dos meus pais, essa lógica ingênua desmoronou dramaticamente para mim. Passar por cima das minhas emoções, mudar os meus pais ou frear o que estava acontecendo era impossível. Fui intimada a me colocar por inteira na vida – não negar minhas emoções, aceitar minhas imperfeições (e as alheias) e ser vulnerável. Foi um convite a uma maneira mais madura e complexa de enxergar a vida, para além da dualidade e dos binarismos simplistas que o mundo e a própria linguagem nos impõem, talvez como forma de simplificar e ordenar o que desafia explicações. Fui convocada a aceitar a vida como ela é: contraditória, impermanente e indomável.

A primeira das curas envolveu uma hospitalidade interna; um ato de incluir e convidar o que antes estava fora ou rejeitado: em mim, nos outros, na vida. Diante de tantas situações sem manual, sem protocolo, o essencial era estar inteira. Resolvi encarar meus desconfortos, acolher o que eu sentia, me abrir para escutar minha mãe, respeitar as escolhas do meu pai. E também me permitir ser feliz e seguir a minha história sem culpa.

Precisei também fazer as pazes com a natureza da vida; entender que muita coisa estava fora do meu controle, que não dava para ter tudo organizado e separado como eu gostaria, que eu não podia frear a força da vida, que me mostrava muita luz e muita vida, mas também sombras e morte.

Não havia um mapa para seguir nem um caminho certo, pronto para eu trilhar. Como agir a cada desafio era algo que eu precisaria descobrir momento a momento. Diante do furacão de acontecimentos e emoções, era preciso encontrar o centro dentro de mim e inaugurar uma outra forma de me colocar no mundo. Com os pés firmes na realidade, porém com a confiança para fluir. O caminho que encontrei é o meu e provavelmente será diferente do seu, mas espero que algumas reflexões sirvam também para a sua trajetória, as quais compartilho no restante do capítulo.

Estar inteira

Assim que ficamos noivos, Diogo e eu começamos a pensar no nosso grande dia. Onde faríamos a festa? Quem seria convidado? Qual seria a comida? Minha sogra foi primordial na resolução de muitos detalhes práticos; ela não apenas cedeu sua casa, como também me apoiou na escolha da decoração e encontrou um bufê disposto a fazer um casamento cem por cento vegetariano no interior de São Paulo.

Mas, de todas as decisões, a mais importante para mim era como seria a cerimônia. Queríamos que fosse autêntica, significativa, afinada com nossos valores. Decidimos chamar o Plínio para ser nosso celebrante. Não sabíamos se ele aceitaria embarcar nessa aventura conosco, visto que não era algo que costumava fazer, mas para nossa alegria ele disse sim. Depois de nos reunirmos algumas vezes com ele, para entender o tom que queríamos dar àquele momento, demos carta branca a ele. Conforme explicamos para os padrinhos:

O Plínio vai conduzir tudo. Ele falará um pouco, depois um padrinho de cada lado fala e, em seguida, faremos uma breve meditação juntos (somente três minutos, não se preocupem! Não será preciso experiência anterior, rs). Será um momento para nos conectarmos, mandar boas energias para esse dia e selar esse laço de amor e amizade. Será tudo simples, fluido e com muito amor.

E a cerimônia foi, de fato, do jeito que sonhamos. O Plínio nos abençoou e discursou lindamente sobre a vida e sobre o amor. Também nos alertou para o fato de que um casamento envolve compartilhar momentos luminosos, assim como os sombrios. Discorreu um pouco sobre os inevitáveis momentos de desencontro, lembrando a todos que nem sempre o casal estará sintonizado; às vezes, um de nós poderia precisar atravessar um deserto e que, nessa hora, caberia ao outro oferecer espaço e liberdade. Plínio levou nossos corações ao céu, mas nos trouxe também para o chão. Tudo com muita sabedoria e sensibilidade. Muitos dos convidados vieram nos falar depois como haviam sido tocados por suas palavras.

A cerimônia foi toda gravada e eu idealizava assistir a ela anualmente como uma forma de renovar os nossos votos (fato que, como muitos de nossos planos, não se concretizou). Quando recebi o vídeo, não pude me conter e quis logo rever aqueles nossos momentos felizes. Estranhei ao receber um arquivo com trinta e cinco minutos, já que nossa cerimônia havia durado cinquenta, mas seguia animada. Assisti a tudo e terminei em choque: a equipe havia apagado toda a parte da cerimônia que falava sobre as sombras. As pausas, as transições e os vazios também foram eliminados. Os personagens estavam lá – eu, Diogo, Plínio, nossos pais, os padrinhos –, mas a sensação era de que eu não estava vendo o que realmente transcorreu naquele dia.

Esse episódio é emblemático porque revela como é comum, quase automático, cortar e suprimir o que é difícil ou menos palatável. Fazemos o mesmo com a vida e com as pessoas; editamos o que não gostamos achando que o que ficou de fora deixou de existir. Viramos as costas para o que nos desagrada, acreditando que, se não olharmos de frente, não haverá sombras. No entanto, quando escolhemos fazer morada apenas nos lugares ensolarados, passamos a ocupar apenas alguns cômodos da nossa própria casa, enquanto outros ficam completamente abandonados. Abafar sentimentos, reprimir impulsos e mentir para nós mesmos é relegar ao sótão ou ao porão aspectos desagradáveis que podem acabar se tornando fantasmas a nos atormentar.

Certa vez escutei a expressão "sedentarismo existencial" e fez muito sentido. Assim como no sedentarismo físico, em que diminuímos o movimento e esforço dos músculos, estamos restringindo o território de nossas experiências e nos tornando cada vez menos preparados para lidar com o que nos acontece. Negar a vida nos conduz invariavelmente à desarmonia. Sempre haverá em nós o impulso de querer apagar partes das quais não nos orgulhamos. Afinal, adotamos identidades e nos apegamos a elas, rejeitando tudo o que parece não se encaixar no crachá que criamos (ou criam) para nós.

No meu caso, queria ser "uma boa filha", mas chegou um momento que não fui capaz de ignorar as mágoas acumuladas. Por mais que eu quisesse abraçar a minha mãe, não dava. E, para minha surpresa, essa fidelidade à minha limitação levou a uma conversa honesta e profunda com minha mãe, de onde saímos, ambas, mais conectadas. Acredito que o ato de ouvir genuinamente alguém começa com a autoescuta – isto é, escutar e ser lar de si mesmo. Aceitar nossa humanidade, com autocompaixão, é o passo que nos abre a enxergar e aceitar a humanidade daqueles à nossa volta.

É preciso reconhecer que temos emoções, reações e impulsos estranhos, incoerentes e, às vezes, bem sombrios. Isso envolve honestidade, vulnerabilidade, coragem. A pesquisadora e assistente social Brené Brown, especialista em vulnerabilidade, afirma que não é possível anestesiar as emoções de forma seletiva: ao reduzir nossa sensibilidade às emoções dolorosas, também nos tornamos menos sensíveis à alegria, ao encanto e a outras sensações que chamamos de positivas. Tudo é válido e digno de nossa escuta.

A todo instante temos uma escolha: fechar os olhos para o que nos desagrada ou abrir o coração para o que está, de fato, acontecendo – dentro e fora de nós. Envolve também dizer, quantas e quantas vezes forem necessárias, que somos o bastante. O professor de meditação Frank Ostaseski,[2] com quem faço aulas sempre que há oportunidade, resume bem essa questão: "Integralidade não significa perfeição. Significa apenas que nenhuma parte é deixada de lado".

Para atravessar os momentos mais desafiadores da vida (e também os mais sublimes), é preciso coragem. Descobri que, para mim, isso começa com a coragem de me levar por inteiro às experiências.

Reconhecer nossa humanidade compartilhada

Com a proximidade da morte da minha mãe, meu pai se mostrava cada vez mais inquieto e embarcou numa busca por culpados. Queria descobrir quem havia feito minha mãe ficar doente e como desfazer esse feitiço. Quando ele apareceu no meu quarto animadíssimo com a solução de nossos problemas, fiquei incrédula e brava. *Meu pai está se afogando em seu próprio sofrimento*, pensei. Não ter o controle sobre a doença da esposa, sentir-se impotente diante dos fatos, ver a identidade de super-herói que construiu para si se dissolver a passos largos – tudo isso era demais para ele. Ele queria um culpado. Uma poção mágica e um final feliz. Meu pai estava preso num conto de fadas daqueles aos quais sempre gostou de assistir comigo quando eu era criança; imaginava-se salvando minha mãe ao exorcizar aquele objeto. Essa fantasia era o seu lastro.

Mas não era só o meu pai que se deparava com suas limitações. Eu também esbarrava nas minhas. Queria que o meu pai fosse diferente, que tivesse bom senso e abandonasse seus pensamentos persecutórios. A atitude dele me parecia um preocupante descolamento da realidade, o que dificultava a minha conexão com ele.

Em 2019 conheci Jeanne Pilli, professora de meditação e também tradutora de muitos livros e de grandes professores. Jeanne é um poço de generosidade e foi através dela que ouvi uma história que me trouxe uma clareza sobre esse episódio. As palavras a seguir foram ditas por Alan B. Wallace,[3] estudioso do budismo tibetano de quem Jeanne é aluna e tradutora:

> Imagine que você está caminhando por uma calçada com os braços cheios de mantimentos e alguém tromba com você. Você cai e seus mantimentos se espalham pelo chão. Levantando-se da poça de ovos quebrados e suco de tomate, você está prestes a gritar: "Seu idiota! O que há de errado com você? Você é cego?". Mas, antes mesmo de conseguir recuperar o fôlego para falar, você vê que a pessoa que trombou com você é realmente cega. Ela também está esparramada por sobre os mantimentos. A sua raiva desaparece em um instante, e é substituída por uma preocupação: "Você está ferido? Posso ajudá-lo?". Nossa situação é exatamente essa. Quando percebemos claramente que a fonte de sofrimento e angústia do mundo todo é uma profunda cegueira, que nos impede de reconhecer que as aflições mentais são os nossos reais inimigos, conseguimos abrir as portas da sabedoria e da compaixão. E aí, então, estaremos em condições de curar a nós mesmos e aos outros.

A vida nos apresenta com muitas trombadas e ovos quebrados. Naquele momento da nossa história, a diferença com que eu e o meu pai lidamos com a iminência da morte da minha mãe (e a finitude de maneira geral) foi uma trombada. Para seguir em frente com algum grau de serenidade, eu precisava sustentar a minha frustração com o meu pai e aceitar que ele estava fazendo o seu possível.

Ele, assim como eu, é humano.
Ele, assim como eu, sofre.
Ele, assim como eu, se confunde.

O reconhecimento da nossa humanidade compartilhada foi um passo importante para inaugurar uma forma mais madura de me relacionar com os outros (e comigo mesma), com mais compaixão e menos desgaste, mesmo na ausência ou na impossibilidade de conexão.

Aceitar a vida como ela é

Quando somos crianças, se o jogo não transcorre como gostaríamos, pegamos a bola e vamos embora. Quem faz as regras somos nós e, se não forem em nosso benefício, encerramos a brincadeira. Com o passar dos anos, espera-se que consigamos entender que as regras (pelo menos algumas) não são passíveis de mudança. Em vez de encerrar a brincadeira, o grande exercício passa a ser aceitar a realidade (mesmo que nos pareça injusta), acomodar as frustrações e dançar com os acontecimentos.

Mas o que significa aceitar a vida como ela é?

Em primeiro lugar, não se trata de resignação, mas de entender que há força em encarar a realidade sem tanta resistência.

O nosso controle sobre os acontecimentos é, na melhor das hipóteses, limitado. No entanto, vivemos numa época de obstinação pelo controle. Todos nós buscamos algum nível de previsibilidade e domínio sobre o que nos acontece. Isso é natural. O adoecimento – nosso ou de alguém muito próximo – salienta esse impulso controlador. A doença quebra nossa ideia romântica de que, se fizermos tudo bem direitinho, a vida irá nos recompensar com prosperidade, saúde e plenitude. O rompimento desse suposto "acordo" nos deixa sem chão; despidos de nossas certezas, muitos de nós sentem ainda mais necessidade de se agarrar em algo sólido. Por outro lado, a doença tem um tempo próprio – são muitas esperas, medos e incertezas –, o que nos coloca, constantemente, à mercê de forças além do nosso comando. É um grande convite à paciência, à humildade, embora nem sempre seja fácil aceitá-lo. Outra grande lição para mim foi aprender a sair da lógica reducionista do "isso ou aquilo". Uma característica do nosso pensamento e mesmo da nossa linguagem é uma tendência ao dualismo; dividimos o mundo em bom/ruim, feliz/triste, saudável/doente, vida/morte e por aí vai. Consequentemente, vivemos como se existissem apenas duas opções e só uma delas é a "correta". Então, quando nos deparamos com ambivalências, contradições ou situações tão inusitadas que não conseguimos nem compreender com clareza, logo imaginamos que há algo errado ou que precisa ser ajustado para caber nesse modelo simplista e dual. Mas a verdade é que raramente as experiências se encaixam tão perfeitamente nessa lógica. Pessoas e experiências concentram elementos bons e ruins, fáceis e simples, compreensíveis e absolutamente sem sentido. O esforço que temos que dispor para dividir o mundo em dois, dia após dia, instante após instante, nos exaure, perturba. Fica difícil encontrar paz e respiro quando precisamos nos defender da natureza da vida. Enquanto desejarmos dividir o mundo em dois estaremos sempre lutando com o que é impossível controlar.

Tentar determinar ou organizar todos os aspectos da vida era exaustivo e infrutífero. Querer que tudo se encaixasse em categorias fixas, ordenadas e lógicas era igualmente inútil. O convite que estava sendo feito para mim era outro. Em vez da lógica infantil, e sua ilusão de mandar nas regras do jogo, era hora de experimentar o que Frank Ostaseski chama de "receptividade destemida": abrir o coração para o que viesse.

Abrir-se ao fluxo da vida

A filosofia que embasa a tradição da yoga entende a fonte de sofrimento do ser humano como uma moeda de duas faces: *raga* e *dvesa*. Apego e aversão. Quando não queremos que algo de que gostamos termine, tentamos agarrá-lo com todas as nossas forças, resistindo à sua partida. Quando surgem situações e sentimentos desagradáveis, fugimos deles a todo custo, resistindo à sua chegada. Tanto o apego quanto a aversão são frutos de uma tentativa de controlar a nossa experiência, de resistir ao fluxo da vida. A obstinação pelo controle, quando extrema, nos leva à rigidez: queremos manter tudo da maneira como desejamos a ponto de tentar congelar o mundo e a nós mesmos.

No entanto, basta olhar para o entorno para perceber que tudo está mudando a todo momento. Temos dia e noite, estações do ano, nascemos e envelhecemos, há tempo de expansão e de contração. Buda entendia que a resistência à natureza impermanente da vida é o que nos faz sofrer. Essa é uma das quatro nobres verdades que embasam a tradição budista. Precisamos nos familiarizar com a natureza mutante da existência; ficar embaixo de uma árvore, vendo as folhas cair, ou olhar pela janela e ver as nuvens se dissipando. Nos vemos tão separados da terra e do céu que achamos que só folhas, flores e árvores nascem e morrem. Pensamos: *A impermanência vale para todos, menos para mim.*

Gosto muito da história do rei persa que pediu aos conselheiros de sua corte uma frase que servisse para qualquer contexto e que resumisse a essência da vida. Os sábios se reuniram por dias até que chegaram a uma resposta: "Isso também passará". O rei gostou tanto da frase que mandou inscrevê-la em um precioso anel. Passou a contemplá-la tanto em momentos de extrema tristeza ou desespero quanto em momentos de júbilo e tranquilidade.

Lembrar essa singela frase pode nos levar a uma relação mais madura e leve com a vida. Quando estamos sendo arrastados por um furacão: *Isso vai passar.* Ao deliciar-se com experiências maravilhosas: *Isso também vai passar.* As circunstâncias, nossas emoções e reações a elas e mesmo nossas memórias vão se dissolver ou se transformar no próximo segundo, minuto, dia, ano. Nada é permanente, e isso não é nem bom nem ruim; é apenas a natureza da existência.

Eu já tinha lido sobre impermanência, já tinha escutado grandes professores falarem sobre ambivalências e simultaneidade, mas sentir tudo isso na pele foi completamente diferente. Este livro é uma tentativa de traduzir em palavras o que foi abrigar vida e morte em mim, mas nunca será possível expressar todas as dimensões sutis dessa vivência. A abertura ao que estou chamando de fluxo da vida perpassa o cognitivo, o corpo, as emoções e a própria alma; também transcende tudo isso, pois envolve uma conexão pura com o outro e com o mistério da natureza.

Embora falar em fluxo possa dar a impressão de "estar à deriva", abrir-se para a impermanência, reconhecer nossa impossibilidade de controlar tudo e sustentar as ambivalências nada tem a ver com resignação ou passividade. Viver a vida por inteiro é um esporte radical. É preciso coragem. Tampouco é uma missão suicida, já que podemos não controlar o rio, mas temos como guiar a nossa canoa. Fluir é navegar entre o esforço e a entrega, a disciplina e o conforto.

Diante dessa série de eventos intensos, sobre os quais eu exercia pouco controle e cujos destinos eram incertos, encontrei uma medida de calma e liberdade quando consegui adotar uma postura mais curiosa, mais genuinamente aberta ao que se apresentava. Em vez de querer determinar o destino ou controlar o movimento das águas, indaguei: *Para onde essa experiência está me levando? Como lidar e aprender com isso que está em curso?*

***

A gente tende a achar que tudo precisa estar bem e tranquilo para que possamos alcançar "nossa melhor versão". Ao longo de minhas viagens e de todos esses anos buscando o autoconhecimento, percebi que muita gente nesse meio, na ânsia de se manter no lugar de calma e centramento, se afastava da realidade mundana, como se os acontecimentos cotidianos fossem tirá-las de um estado mais "espiritualizado". Para mim, no entanto, a tentativa de me blindar da vida não fazia sentido.

Eu não queria ser uma pessoa enquanto meditava e outra nas outras vinte e duas horas do dia. Experimentar o furacão da vida por inteiro, sem fugas ou subterfúgios, foi justamente o que me aproximou de valores importantes para mim, como o amor e a compaixão. Olhar e acolher meus buracos, sombras e feridas não tinha o glamour da iluminação transcendental num *ashram* indiano das redes sociais, mas era sólido, era real. A prática formal e diária da yoga foi essencial para me colocar em contato com diversos valores – gentileza, amor, compaixão, compromisso, escuta, abertura, curiosidade, disciplina – e também para que eu levasse esses aprendizados para o corpo. A yoga me deu pernas, pés, braços, tronco; estrutura e solidez num momento em que tudo se dissolvia. Subir no tapete, toda manhã, me ajudava a integrar os meus valores aos demais momentos do dia.

A experiência de acompanhar o adoecimento e a morte dos meus pais expandiu os limites do meu tapete. Foi um convite radical para viver a espiritualidade no cotidiano, de forma simples e natural.

Como me manter conectada a todos aqueles princípios em situações que não tinham as condições ideais de temperatura e pressão?
Como me manter amorosa e gentil no meio do caos?
Como encontrar paz na incerteza?

Aos poucos descobri que, assim como na meditação é impossível parar de pensar, na vida fora do tapete a desestabilização faria parte. Não vivemos a paz cem por cento do tempo. Não sentimos somente amor e compaixão. O equilíbrio, assim como a coerência, é uma experiência de fluxo. O objetivo é se manter fiel ao caminho, não estático dentro dele. É natural distrair-se vez ou outra. O que nos cabe é permanecer presentes para reconhecer quando estamos nos distanciando de nós mesmos, de nossos valores e propósitos, e, com gentileza, voltar ao caminho que escolhemos, quantas e quantas vezes forem necessárias.

A simples presença nos possibilita encontrar o extraordinário. Ao longo desses anos, vi milagres acontecerem em toda parte: não era a cura de uma doença, alguém andando sobre as águas. Um solo sagrado se apresentava toda vez que eu descansava em minhas experiências. Quando me sentia inteira: absolutamente imperfeita.

Na conversa com minha mãe debaixo daquele pé de lichia, aconteceu um milagre. Me lembrei de uma frase que ouvi uma vez pelo Plínio Cutait, dita por sua amiga, também mestre de reiki: "Estamos sempre juntos, às vezes nos encontramos". Foi exatamente o que aconteceu naquela conversa e em tantos outros momentos ao longo desses anos. Nessa época senti um forte chamado ao encontro. E como são raros! Ser tocada verdadeiramente por algo tem um quê de sagrado. Quantas vezes de fato nos conectamos com aquilo que nos acontece?

O sagrado mora também em acontecimentos ordinários: numa conversa doída, na aceitação das imperfeições, numa vida nova que chega sem aviso, no cheiro de sabão de coco nas roupinhas de bebê lavadas por uma mãe doente. A insistência em dividir o mundo em dois parece que nos afasta de um encontro verdadeiro com tudo que a vida nos oferece: dor e glória, divino e humano, absoluto e relativo, perfeição e imperfeição, saúde e doença. Nesse período, todos esses lugares se apresentaram para mim simultaneamente. E eu disse sim a tudo, assim como disse sim ao Diogo naquela tarde de novembro.

Há uma falsa dicotomia entre viver e morrer. Frank Ostaseski[4] afirma que "Vida e morte caminham juntas. É impossível separá-las. No zen-japonês, *shoji* se traduz 'vida-morte'. Não existe separação entre os termos, apenas um hífen, um traço que os conecta". No ano em que saí de casa, a mensagem do universo estava clara, não havia sutileza: Júlia, vida e morte acontecem ao mesmo tempo; são a mesma coisa.

Para aprofundar e se inspirar

LIVROS
- *Os cinco convites,* Frank Ostaseski (Sextante, 2018)
- *Um coração sem medo,* Thupten Jinpa (Sextante, 2016)
- *A coragem de ser imperfeito,* Brené Brown (Sextante, 2016)
- *À beira do abismo,* Joan Halifax (Lúcida Letra, 2021)

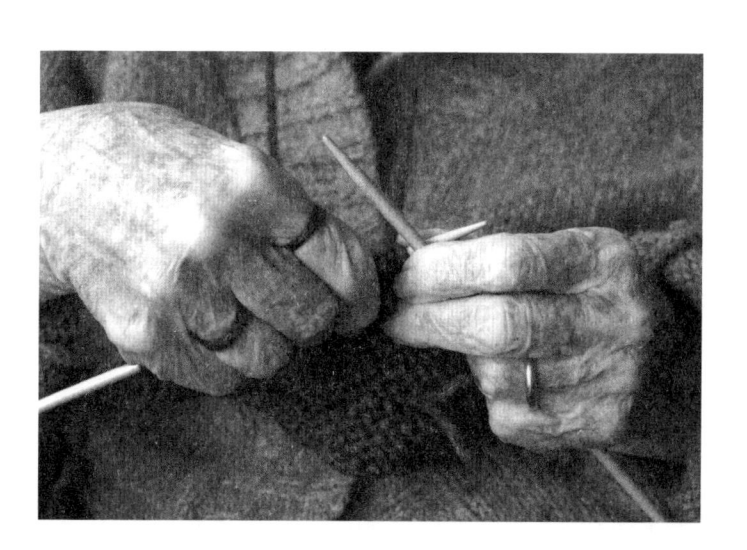

Capítulo 5

A possibilidade de uma bela morte

"Eu me importo pelo fato de você ser você, me importo até o último dia da sua vida e faremos tudo o que estiver ao nosso alcance, não somente para ajudar você a morrer em paz, mas também para você viver até o dia da sua morte."

Cicely Saunders[1]

1.

Janeiro.
Martim nasceu no Dia de Reis. Um trabalho de parto infinito. Quando fiquei grávida, tanto eu quanto meu marido tínhamos o desejo de que nosso filho chegasse ao mundo rodeado de todo o amor que houvesse, com respeito, na hora dele. E nos preparamos para isso. Buscamos profissionais que nos ajudassem e também recursos internos para vivermos essa experiência.

Em meio à enorme alegria da chegada do primeiro neto, eu percebia a minha mãe cada dia mais fraca. Mesmo com transfusões de sangue periódicas, seu corpo não estava mais aguentando o tratamento. E os protocolos estavam se esgotando. Me lembro muito bem do dia em que notei que ela não carregou Martim no colo. Não foi por falta de vontade. Ela tinha medo de não ter forças para segurá-lo, mesmo estando sentada. Em seus olhos, notei tristeza. Sem que ela precisasse verbalizar, entendi que ela estava se dando conta de que o avanço galopante da doença estava prestes a derrubá-la por completo. Em muitos momentos, ela ficava quieta como se estivesse contemplando: *O que vou fazer com tudo o que não der tempo?*

Julho.
Quando Martim completou seis meses, minha mãe foi internada. Era nítido que estávamos chegando ao fim. No entanto, todas as vezes que abordava a dra. Telma (ou alguém de sua equipe) para falar sobre a morte de minha mãe, ouvia como resposta "Ainda não é a hora". Foram muitas as tentativas. A médica parecia estar me evitando: não atendia às minhas ligações e, nos dias de visita, passava sempre em horários em que eu não estava. As mensagens de WhatsApp vinham sempre acompanhadas de um "Querida, estou atendendo". Seu assistente seguia a mesma linha: "Ainda não é a hora".

Mas quando será a hora?
Hora de quem?
Quem determina quando é a hora?

O tempo estava passando, minha mãe só piorava, os desconfortos aumentavam a cada dia e os médicos à minha volta não queriam tocar nesse assunto. Falei mais uma vez com o assistente: "Acho que minha mãe está morrendo". Ele respondeu que a dra. Telma buscava uma nova linha de tratamento: talvez imunoterapia? Havia uma clara recusa em lidar com a iminência da morte. Ver sua paciente morrer seria seu fracasso como médica. Isso não poderia acontecer.

"Vocês não estão respeitando a nossa vontade", eu disse.

Me lembrei do meu parto: eu queria que minha mãe morresse com o mesmo respeito, carinho e dignidade que o Martim teve no seu nascimento.

"Avise à dra. Telma que vou acionar a equipe de Cuidados Paliativos."

Pouco tempo depois, meu telefone tocou. A médica, que havia tempos não tinha um momento para falar comigo, quando soube que eu pretendia acionar uma outra equipe, me ligou prontamente de um congresso em Boston.

"Querida, isto e mais aquilo indicam que sua mãe tem isto e aquilo, mas precisamos confirmar com exames. Supondo-se que não seja aquilo, isso e aquilo outro pode ser o caminho. Veja bem, ainda podemos tentar isso e aquilo e, quem sabe, mais aquilo. Não é hora de desistir."

Não me lembro das palavras da dra. Telma, apenas que parecia algo extraído de *A morte de Ivan Ilitch*.[2] Na minha cabeça, pensava: *Será que a senhora não se envergonha de mentir?*

Ela me recriminou, dizendo que falar sobre "isso" poderia "desestimular minha mãe a seguir o tratamento". *Que tratamento? Ela não precisa de tratamento. Ela está mor-ren-do.*

A dra. Telma tinha tanta dificuldade de falar sobre morte que nem ousava pronunciar a palavra. Por isso, insistia em *tratar* do câncer, não necessariamente do paciente, pelo menos não naquele momento. Acionar a equipe de Cuidados Paliativos era admitir a derrota. Mas quem realmente saía perdendo era minha mãe e eu e o meu pai.

No entanto, quando expliquei a situação para minha mãe, ela me pediu encarecidamente para não marcar nada com a equipe de Cuidados Paliativos.

"Estou exausta, Júlia. Não quero me indispor com a dra. Telma."

Fiquei atônita: como assim não queria *se indispor*? Eu tinha certeza de que acionar uma equipe preparada para falar de todos os caminhos possíveis para lhe dar conforto seria de grande valia, mas acatei o pedido da minha mãe. Dias depois, ainda muito debilitada, ela recebeu alta.

Agosto.

Três dias depois de completar 69 anos, no dia 31 de agosto, minha mãe volta ao hospital. Dessa vez, para não sair mais e, de certa forma, minha mãe sabia disso. No intervalo de cinco semanas entre a última internação e essa, ela passara por diversas intercorrências. Percebendo o que estava acontecendo, minha mãe, como boa virginiana, resolveu organizar suas coisas: saiu do coral; parou um curso que estava fazendo; avisou a colega psicóloga que teria que parar de atender como voluntária no projeto que haviam iniciado; saiu também de outro projeto, esse de alfabetização de jovens e adultos.

Fechou todas as portas, não quis deixar pendências. Essa era a Magdalena. Vi minha mãe se despedindo de seu mundo. Havia tristeza e também um tanto de aceitação em perceber que não adiantava brigar com o que estava acontecendo. As intercorrências seguiram acontecendo. Com Martim pequeno, ainda mamando no peito em livre demanda, eu ia de um lado para o outro, tentando acudir as emergências. Ligava muitas vezes para minhas amigas médicas, já que a dra. Telma parecia não estar pronta para lidar com a impossibilidade de "consertar" a minha mãe. Ela insistia em tentar um novo protocolo, testar uma nova droga.

Até quando?

Fomos ao pronto-socorro algumas vezes, o intestino de minha mãe tinha aderências e estava parando de funcionar. Seu corpo estava entrando em pane. Eu fiz lavagens intestinais nela algumas vezes em casa e isso trazia certo alívio. Mas até quando? Estava claro para mim que meu amor e boa vontade não eram capazes de aliviar os desconfortos de minha mãe. Eu não tinha o menor conhecimento técnico para isso.

Resolvo falar com o assistente da dra. Telma novamente.

"Ainda não é a hora."

Me lembro da frase do rabino: "Parar não é interromper. Muitas vezes continuar é que é uma interrupção".

Durante essa internação, minha mãe permaneceu com uma sonda nasogástrica: um cano introduzido na narina, que passa pela laringe, esôfago, até chegar ao estômago, para drenar tudo o que havia ali dentro e que não conseguia passar pelo intestino. Era extremamente incômodo, mas o intestino dela havia parado. Muita coisa foi feita para tentar que se movimentasse. Nada adiantou; as aderências impediam qualquer passagem. A alimentação era feita por um soro. Minha mãe estava lúcida o tempo todo, embora mais quieta em muitos momentos. Ela sabia que os caminhos estavam se esgotando.

Setembro.
Os desconfortos persistem. Os caminhos seguem se esgotando. E eu, como típica libriana, oscilo entre respeitar a minha mãe e fazer o que acredito ser o melhor. No hospital em que minha mãe estava internada, a equipe de Cuidados Paliativos só poderia ser acionada através do pedido do médico responsável pela internação. A dra. Telma, no caso. Infelizmente, era justamente a pessoa que, além do meu pai, mais se recusava a falar sobre a morte iminente da minha mãe.

Diante desse impasse, resolvo então agendar uma consulta para mim. Ninguém poderia me impedir de fazer isso nem dizer que não era a hora. Marcado para o dia 17, uma segunda-feira. Pronto, resolvido. A consulta não é para minha mãe nem para o meu pai. Será para mim.

Eu, filha de Magdalena, quero me consultar com um paliativista.

2.

Meu pai. Andando no corredor do hospital. Se escorando pelas paredes. Uma pausa a cada dois passos. Posso avistá-lo ao longe. Estou chegando ao hospital. Ele está tentando caminhar até a saída. Está pálido. Não tinha me visto. Vejo ali, naquele corredor, que ele está esgotado. Era dia 17 de setembro. Meu pai estava dormindo com minha mãe havia dezessete dias. Ia para casa somente para tomar seus longos banhos e depois voltava. Tinha pavor de pensar na possibilidade de ela morrer e ele não estar ao seu lado. Ele não queria desgrudar de minha mãe por um segundo.

Chego até ele, seguro seu tronco que se fundia com a parede.

"Pai, eu vou dormir com a mamãe hoje, tá? Não dá mais. Você precisa descansar ou então será você que morrerá primeiro."

Ele não tem fôlego para falar. Só abaixa a cabeça, suspira e olha para mim. Sem que ele diga nada, vejo que aceitou o que eu disse. Seguro nos seus braços e caminhamos juntos até a saída.

"É, não está dando mais para mim. Estou muito cansado."

"Eu sei."

"Mas e o Martim?"

"Ele vai ficar bem. Mais tarde volto para casa para amamentar e, qualquer coisa, dão alguma fruta para ele."

Passei a manhã com minha mãe. Minha consulta com o Daniel, dos Cuidados Paliativos, estava marcada para às 14h. Conversei um pouco com ela, que já estava mais silenciosa. Às 13h55 saio do quarto para ir à consulta, em outro andar do mesmo prédio. No caminho, encontro o assistente da dra. Telma. Ali, pego de surpresa ou talvez por não poder mais negar a realidade, ele admite que minha mãe está mesmo se despedindo. É um alívio sentir que mais uma pessoa não estava mais evitando falar sobre isso.

"Estou indo agora ver o dr. Daniel. Avise à dra. Telma que minha mãe e eu queremos a equipe de Cuidados Paliativos."

Ele nem tenta me dissuadir.

Entro na consulta determinada; tenho convicção de que o suporte dos Cuidados Paliativos – para mim e para os meus pais

– é a melhor forma de continuar cuidando da minha mãe. Sento na cadeira.

"Oi, Daniel."

"O que te trouxe aqui?"

"Daniel, minha mãe está morrendo. Eu percebo que está morrendo. E a única coisa que quero é que ela vá em paz, com conforto, na hora dela. Que ela não sofra desnecessariamente. E quero saber o que eu posso fazer para favorecer esse processo."

Pela primeira vez um médico não desviou os olhos ao ouvir estas palavras:

Morte.
Morrendo.
Isso está acontecendo.

Ele seguiu conversando comigo. O fato de ele não desviar os olhos não significava que ele não reconhecesse que aquela era uma conversa difícil. Sem dúvida era. E, no entanto, sempre com uma voz muito tranquila e sem pressa, ele foi me mostrando alguns caminhos e possibilidades. Combinamos que, no dia seguinte, ele passaria no quarto para ver a minha mãe. Saí de lá aliviada. Era disso o que eu precisava: falar sobre morte sem sussurrar.

Depois de uma passagem rápida para ver e amamentar o Martim, volto ao hospital para passar a noite com a minha mãe. Ela quer ficar um tempo sem a sonda nasogástrica, que lhe traz um desconforto imenso. Sua respiração está diferente. Às vezes mais pausada, às vezes mais barulhenta. Sua presença também oscila: ora ela está mais alerta, ora mais recolhida.

De manhã, com ela ainda sonolenta e meus peitos explodindo, explico que preciso sair bem rapidinho para amamentar o Martim e que já volto. Reparo que a boca dela faz um movimento diferente, como se os cantos dos lábios estivessem derretendo. Depois fiquei sabendo que é um dos sinais observados em pacientes em fase bem final de vida.

Meu celular avisa que é dia 18 de setembro. No táxi, mando mensagem para algumas pessoas: *Quero falar com você sobre minha mãe. Se desejar se despedir, talvez a hora seja agora. Ela está muito perto de partir.*

Havia combinado com meu pai que chegasse às 10h30 no hospital. Daniel passaria no quarto às 11h. Também falei para Diogo que, se quisesse, viesse junto participar dessa conversa. Eu sabia que minha mãe estava morrendo – seu corpo dava muitos sinais – e que não teríamos muito tempo.

O que aconteceu aquele dia no quarto daquele hospital ficará para sempre marcado em mim. Minha mãe teve um AVC hemorrágico logo depois de termos todos juntos – meu pai, Diogo, eu e a equipe médica – uma conversa onde cada um de nós pôde expressar o que sentia. Ela entrou em coma e acabou morrendo de fato sete horas depois.

Da hora do almoço até o fim do dia, coube toda uma vida. Fui para minha infância, voltei para o quarto do hospital, segui para o futuro "onde está ela?", voltei para o quarto. Meu pai. Diogo. Os médicos. Eu. Tudo vai mudar. Tudo já está mudando. Minha vida está se dissolvendo com minha mãe. Imagino minha mãe bem velha, enrugada. Não vai existir. Ela alfabetizando meu filho. Não vai acontecer. Acabou. Distorção do tempo. Naquele instante coube o mundo.

A família está toda reunida no quarto; primos, tias, amigos, sobrinhos. Martim está junto. Meu pai e eu segurando sua mão. Magdalena parte em paz.

Estamos sempre juntos, às vezes nos encontramos.

3.

Minha mãe está morrendo. Posso sentir. Está se despedindo. Fico ao seu lado, faço reiki, acomodo almofadas, ofereço uma bala para que sinta o sabor de algo. Ficamos assim por vários dias. Nessa despedida. Às vezes ela olha para mim. Sinto que está em um lugar muito profundo dentro de si mesma. Como em um trampolim, afunda, mais e mais, parece visitar um lugar de concretude que nunca vi... De um lado sinto que está em paz, de outro a percebo com uma constante interrogação.

Será que é isso?
Será que estou indo?

Queria estar dentro de sua cabeça.

O que está pensando?
Será que está com medo?

De vez em quando conversamos um pouco. Contei sobre um projeto que quero fazer. Ela gosta da ideia. Dá palpites, me escuta e logo silencia. Que gostoso poder trocar com ela. Tenho tudo anotado.

Minha mãe está morrendo. Percebo que na verdade nos despedimos muitos anos atrás. Uma vez, no carro. Ela achava que ia morrer e me disse tudo. Tudo o que sentia por mim. O que via em mim. Que estava tranquila com a vida que teve com todas as suas imperfeições. Estava emocionada. Foi muito generosa. Quis me dizer que estava em paz, que estava inteira e que eu podia seguir também, em paz, inteira. Era esse legado que ela queria deixar para mim. Nos abraçamos muito. Esse dia ficou marcado. Um grande trampolim. Minha mãe está morrendo. Resolvemos levar o Martim para visitá-la. No início, algum estranhamento: *Um bebê no hospital?* Ele começa a ir todos os dias. Brinca com a maca, os fios, anda sobre o carrinho de comida. Sua avó está morrendo. Ele está ali. Estamos juntos. A vida se desenrolando diante de nós. De todos nós.

Meu pai está no quarto, como em todos os outros dias, ininterruptamente. Sua esposa está morrendo.

A sogra,
a amiga,
a irmã,
a tia,
a sobrinha.
Todas elas.

Morrendo.
Mãe, minha primeira casa.
Fundo, naquele trampolim.
Nos encontramos.
Voa! Pode ir.
Estou indo.
Obrigada por tanto.
Tão concreta.
É lançada.
Tão ampla.
Grandiosa.
Se desfaz.

4.

Minha mãe morreu em uma terça-feira. O último suspiro foi às 19h. Quase imediatamente fomos obrigados a tomar dezenas de decisões sobre o velório, que seria às 9 da manhã no dia seguinte, o enterro, o caixão, quem chamar, como vestir a minha mãe e muitas outras coisas.

"Você vai querer que um padre fale algo?"

Preferia algo um pouco mais pessoal. Resolvi ligar para uma das melhores amigas de minha mãe, que era também sua colega de coral, e fazer um pedido.

"Quinha, vocês cantariam alguma música?"

Sem titubear, ela e o grupo toparam. Nem me ocorreu perguntar qual música seria.

O velório foi uma grande surpresa. Até então, eu achava que as pessoas iam a um velório para se despedir de quem partiu, para concretizar que ela, de fato, morreu. Não sabia que havia também outro motivo. As pessoas vão a um velório para dar apoio para quem fica – e para serem, também, apoiadas. Não consigo contabilizar os abraços que recebi. Em cada um deles, um silêncio, um olhar, uma palavra de carinho e, em alguns casos, informações sobre o que minha mãe tinha deixado à pessoa que me abraçava.

Júlia, com sua mãe aprendi...

Júlia, sua mãe foi muito importante para mim por causa de...

A cada abraço, eu saía preenchida de amor e de histórias para me lembrar que, sim, minha mãe não estava mais lá, mas que o legado dela seguia vivo – não apenas em mim, mas também em diversas pessoas cuja vida ela tocou.

Mas enquanto eu fui capaz de sentir conforto, amor e até um alívio, após tantos meses de incerteza e preocupação, não posso dizer o mesmo da minha avó. Ela estava inconformada e, aparentemente, apática. Que lógica tem uma filha partir antes de uma mãe? Sobretudo uma mãe que já tem 90 anos e deseja a morte há tanto tempo? Para ela, não fazia sentido.

Perto do momento do enterro, várias pessoas já haviam passado e ido embora. Mas muita gente ainda estava conosco. Achei que seria um bom momento para a música. Essa seria nossa oração. Nosso ritual de despedida. Mais um adeus.

Chamei aquelas mulheres com quem minha mãe havia passado tantas e tantas quintas-feiras. Elas se posicionaram ao lado do caixão. Sentados do outro lado, eu, meu pai, meu marido, minha avó. E também meu filho.

As amigas do coral se entreolharam. Se afinaram. E começaram a cantar.

Eu não tinha ideia da força que teria essa música. Minha avó, que ficara das 11h da manhã até às 16h sentada, só levantando uma vez para ir ao banheiro com a ajuda de sua bengala, ergueu-se subitamente. Uma força. Foi impressionante. Ela não se apoiou em nada. Não bambeou. Simplesmente se ergueu. Inteira. E começou a cantar.

Eu sei que vou te amar. Por toda a minha vida eu vou te amar.

Tão forte. Com todo o seu coração. Nunca vou me esquecer. Da sua voz. Do amor de uma mãe. Ela sabia a letra toda. (Nessa hora, a demência deu licença.) Eu sei que vou te amar. Por toda a minha vida eu vou te amar. Era a sua filha. Lágrimas escorriam enquanto cantava. O que estava engasgado, aquele silêncio – que, na verdade, era sinal de um grande filme passando por sua cabeça ao longo de cinco horas – tomou forma.

Aquela música era uma homenagem à minha mãe, mas foi um presente para todos nós.

***

Em 2018, nasceu o meu filho e morreu a minha mãe. Quando Martim nasceu, fiquei horas sem conseguir dormir, apenas admirando aquele serzinho. Como podia ser tão perfeitinho? Como cresceu dentro de mim? Fiquei pasma diante da natureza. Eu estava diante de um milagre. Quando Magdalena morreu, passei um tempo assim também. Só olhando. Para onde está indo a minha mãe? O que continua aqui, em seu corpo, que foi a minha primeira morada? Senti uma profunda reverência por ela; sabia que estava diante de um momento tão sagrado quanto o nascimento do meu filho. Um grande mistério.

Sem dúvida foi um dos anos mais intensos e bonitos da minha vida. Testemunhar a vida e a morte tão de perto, dar as boas-vindas a um serzinho e me despedir de outro igualmente especial me trouxe ensinamentos na alma que ainda estou absorvendo. No entanto, não senti a mesma fluidez para falar sobre a morte que encontrei no universo do parto e do nascimento. Houve muita resistência, tanto dos profissionais da área da saúde como também de familiares e amigos, como se evitar o assunto nos protegesse de alguma maneira da nossa mortalidade e da dor da perda.

Quando minha mãe estava à beira da morte e seus médicos se recusavam a falar do assunto conosco, o que já era difícil piorou. O medo e a impossibilidade de falar sobre a morte – ainda mais quando ela está nítida, inevitável – me geravam grande angústia. Como poderia cuidar desse momento se não fosse possível falar abertamente sobre ele? Ignorar a realidade não equivale a fazer com que ela desapareça. De forma geral, fingir que algo não existe só potencializa o sofrimento, porque acresce-se a ele um peso ainda maior e a dor da solidão. Para citar a médica, enfermeira e assistente social Cicely Saunders, pioneira do movimento moderno de Cuidados Paliativos, "o sofrimento só é intolerável quando ninguém cuida".[3]

Apesar da dificuldade em dialogar com o time de oncologistas, que parecia evitar qualquer tipo de conversa sobre a real condição de minha mãe em suas últimas semanas, nossa família teve a oportunidade de testemunhar uma bela morte: respeitosa, delicada, cercada de amor. Em grande parte, isso foi possível graças às demais equipes que nos acompanharam e também aos caminhos de autocuidado que já faziam parte de nossas vidas. Ante os obstáculos inerentes a uma cultura que, muitas vezes, está na contramão de um entendimento mais profundo sobre a morte, foi preciso buscar novos profissionais e caminhos complementares àqueles mais disponíveis ou esperados. Muitas vezes, envolveu um ato de fé e de coragem. Foi preciso respirar fundo e nos sustentar nesse lugar desconfortável.

Paradoxalmente, foi naquele quarto de hospital, com tudo do avesso, a minha mãe com uma sonda nasogástrica, o intestino sem funcionar, no leito de sua morte, que uma imensa paz foi instaurada. Naquele momento, ninguém lutava mais com o que estava se desenrolando; não havia uma vontade de que aquilo fosse diferente. Minha mãe ia morrer. Ela estava morrendo. O que eu desejei é que ela fosse da melhor maneira. Havia aceitação. Presença. Uma vontade maior do que o mundo de fazer o melhor dentro daquilo que já era. Que já estava. Que estava sendo. A potência vinha da entrega em viver aquele momento. E não de lutar com ele. Era, sim, doloroso de um lado. Mas maior do que a dor era o amor que me invadia. A paz que sentia em saber que estava inteira ao lado dela.

De todos os aprendizados que a minha alma absorveu naquele ano, o mais forte foi este: estar inteira em cada experiência que a vida traz é onde mora nossa maior fortaleza. Estar viva, como disse Plínio uma vez, é atravessar os mais variados terrenos. A beleza é caminhar para onde for, aprendizes, na direção de nós mesmos.

O obstetra e cientista francês Michel Odent, pioneiro do movimento da humanização do parto, disse uma frase que se tornou famosa: "Para mudar o mundo, é preciso primeiro mudar a forma de nascer". Se entendermos que nascimento e morte são faces de uma mesma moeda, fica evidente que precisamos, também, mudar a forma de morrer. Isso envolve naturalizar o processo, tomar cuidado com o excesso de medicalização e protocolos, trazer equipes multidisciplinares. Assim como existem doulas para o nascimento, que são pessoas treinadas e voltadas integralmente para o apoio emocional e físico, cresce mundo afora (e aqui também) o número de profissionais que se intitulam doulas da morte. Apesar de esse trabalho ainda não ser tão comum, é um sinal de que estamos resgatando uma forma mais individualizada, e um pouco menos protocolar, de morrer.

Distanciar-nos de nossa natureza, tentando ignorar aspectos significativos (e inevitáveis) da vida, por mais cômodo que pareça, não está nos beneficiando como imaginamos. Em vez de segurança, o tabu da morte nos traz desconexão, isolamento e medo – um medo absolutamente natural, porém evitável, se estivéssemos dispostos a tirar da sombra um evento que tocará todos nós, mais cedo ou mais tarde.

Acredito que a possibilidade de uma boa morte é um direito de todas as pessoas – das que vão e das que ficam. Abaixo, reúno alguns gestos de cuidado que acompanharam os momentos finais de minha mãe e que foram um acalento para um momento que, sim, é doloroso, mas que nos conectou com a potência da vida e do amor. A beleza morou aí.

Dignidade até o último suspiro

O título deste capítulo é "A possibilidade de uma bela morte" e eu passei a primeira metade dele buscando mostrar como foi bonita, tocante e profunda a experiência de testemunhar a partida da minha mãe. Mas, como todos sabem, a beleza está nos olhos de quem vê. E o que eu considero belo talvez não pareça tão interessante para você.

É provável que você já tenha parado para pensar sobre isso. Afinal, a proximidade com a finitude sempre conduz a uma reflexão sobre o que realmente importa para nós. As escolhas que cada um faz depois de um diagnóstico de uma doença que ameaça a sua vida são muito particulares. Há quem opte por se isolar no mato, há quem queira trabalhar até o último suspiro e quem deseje se aninhar na família, entre tantas outras possibilidades (nem sempre realizáveis). Essa variedade de caminhos sugere que a definição de uma vida boa, uma vida digna, é absolutamente subjetiva. Por isso, quanto mais cedo tivermos clareza dos nossos valores, e daquilo que faz (e dá) sentido para nós, melhor. Mesmo que nossas respostas mudem com o tempo, é melhor refletir sobre isso antes que a doença tire toda a disposição e o fôlego para sustentar indagações tão complexas e, sim, muitas vezes dolorosas.

Investigar os próprios valores é fundamental para conduzir-se nesse território desconhecido do fim da vida. O paciente pode contar com todos os apoios possíveis nesse processo – amigos, família, médicos, psicólogos, oráculos –, nunca esquecendo que o maior especialista é ele mesmo.

Minha sugestão é apoiá-lo a contemplar algumas perguntas:

O que é dignidade para mim?
Do que não abro mão?
Por qual vida quero "lutar"?
O que me faz sentir íntegro, respeitado?
O que é ter uma vida digna?
O que é sagrado para mim?

A próxima pergunta, que muito nos assusta, é pensar:

O que considero importante e essencial no fim da minha vida?

Refletir sobre essas perguntas é difícil, mas esse exercício abre um canal para que tanto o paciente quanto o acompanhante possam reconhecer e expressar seus desejos e preferências. Ter a clareza do que a minha mãe desejava foi o que possibilitou ser uma guardiã do que era importante para ela. Até o fim. Foi também o que me deu segurança e tranquilidade para tomar as inúmeras decisões que precisei tomar quando ela já não podia mais falar por si. Saí dessa experiência com uma convicção: todos merecem uma morte digna, assim como uma vida digna. Encontrei na equipe de Cuidados Paliativos o apoio de que eu precisava para garantir a dignidade na morte da minha mãe.

Cuidados Paliativos

Se você acha que Cuidados Paliativos são destinados apenas a pacientes moribundos, para quem está nos quarenta e oito minutos do segundo tempo, para quem "não há mais a ser feito" (entre aspas mesmo), você é como a esmagadora maioria das pessoas – inclusive uma enorme parcela de médicos e outros profissionais de saúde. Mas não, Cuidados Paliativos não são sinônimos de cuidados de fim da vida nem muito menos representam o fracasso dos tratamentos convencionais. Esse entendimento é fruto do profundo e imenso tabu que ainda existe em torno da função dos cuidados médicos e da morte. É um sintoma de uma visão míope de medicina como a prática de vencer doenças, e não como a arte de cuidar de seres humanos.

Ainda há um enorme desconhecimento e muito preconceito relacionado aos Cuidados Paliativos. Se as pessoas soubessem do que se trata de verdade, haveria uma fila para recebê-lo. As perguntas e respostas a seguir, elaboradas a partir de minhas pesquisas e conversas com os médicos Daniel Forte e Carolina Sarmento, buscam clarear e ampliar o seu conhecimento sobre o tema.

O QUE SÃO, PARA QUE SERVEM E A QUEM SE DESTINAM OS CUIDADOS PALIATIVOS?
Refletindo a crença de Hipócrates, que diz que o médico deve "curar quando possível, aliviar quando a cura não for possível e consolar quando não houver mais nada a fazer", a OMS define

Cuidados Paliativos da seguinte forma: "são cuidados oferecidos para pacientes (adultos e crianças) portadores de doença que ameace a vida e seus familiares, visando melhoria de qualidade de vida, controle de sintomas, prevenção e alívio do sofrimento através da identificação precoce de dor e outros problemas físicos, psicossociais e espirituais".

Essa definição deixa claro que o foco dos Cuidados Paliativos não está na morte do indivíduo, mas na vida. "Viver o máximo de tempo possível da melhor forma possível" é o mantra de quem atua nessa especialidade. Em seu livro *Life After the Diagnosis*,[4] o médico paliativista Steven Pantilat usa a expressão "camada extra de suporte" para esclarecer que o objetivo da equipe paliativa não é substituir o time de profissionais que está à frente dos cuidados convencionais do paciente, e sim somar forças para:

* *Cuidar de qualquer pessoa que tenha o diagnóstico de uma doença grave e ameaçadora à vida*, em qualquer estágio da condição, desde seu diagnóstico. Isso inclui câncer, doenças hematológicas, cardiopatias que acarretem internações recorrentes e insuficiência cardíaca, doenças pulmonares ou hepáticas crônicas, falência renal, doenças neurodegenerativas progressivas como esclerose lateral amiotrófica, Parkinson, demência e AVC, entre outras.
* *Aliviar os sintomas decorrentes da doença e/ou do tratamento, garantindo conforto até a última respiração.* Na década de 1950, a Cicely Saunders cunhou o termo "dor total" ao observar um de seus pacientes que estava morrendo. "Tudo em mim está errado", ele dizia. Saunders organizou o sofrimento em quatro dimensões: física (dor, perda de funções, cansaço), psicológica (sofrimento psíquico decorrente do medo, solidão e inseguranças trazidos pela nova condição), social (questões de identidade, mudanças nos relacionamentos e planos futuros) e espiritual (falta de sentido, desconexão com o sagrado, sensação de estar sendo punido ou abandonado por Deus). Todas as dores precisam ser olhadas e amenizadas.

* *Apoiar a pessoa na compreensão do que é importante e sagrado para ela* e, ao mesmo tempo, mostrar o que é possível ser feito com o tempo e recursos disponíveis. A intenção é fortalecer e encorajar a pessoa a exercitar suas próprias escolhas e, a partir delas, definir quais intervenções irão aumentar sua sensação de conforto, o que pode ajudá-la a passar por situações difíceis e crises que possam transcorrer.
* *Dar suporte também aos cuidadores e familiares.* As pessoas mais próximas do paciente também são acolhidas e apoiadas pela equipe paliativa. O resultado é a construção de um contexto de mais conforto e segurança, inclusive para futuras tomadas de decisão.

É importante ressaltar que desejar receber Cuidados Paliativos não significa desistir de viver, tampouco abrir mão do tratamento convencional. Trata-se de escolher um caminho em busca de qualidade de vida, com uma atenção ampla e focada no controle de sintomas e o alívio do sofrimento de qualquer ordem. O acompanhamento paliativo respeita o sentido e o valor que o paciente dá à própria vida e também considera o bem-estar e os valores dos acompanhantes.

QUANDO ACIONAR UMA EQUIPE DE CUIDADOS PALIATIVOS?
Se estamos falando de conforto, qualidade e sentido de vida, a resposta é simples: quanto antes! Alguém, por exemplo, que recebe o diagnóstico de câncer de pulmão metastático (que se espalhou para outros órgãos), certamente gostaria de viver sem falta de ar, sem dor, livre de ansiedade e depressão, com os sintomas aliviados.

Um primoroso estudo randomizado publicado pelo *New England Journal of Medicine* (NEJM)[5] em 2010 com mais de cem pacientes mostrou que o grupo que recebeu Cuidados Paliativos precocemente (oito semanas após o diagnóstico) em paralelo ao tratamento modificador da doença teve qualidade de vida significativamente maior, apresentou menos sintomas depressivos (16% *versus* 38% do outro grupo). Além disso, esses pacientes viveram, em média, mais tempo do que o grupo que não recebeu os mesmos cuidados precoces, mesmo recebendo menos medidas agressivas em fim de vida. Na última década, estudos semelhantes em diferentes países, com diferentes doenças, apontam para o mesmo achado: a integração precoce de equipes de Cuidados Paliativos melhora a qualidade de vida de pacientes com doenças graves de maneira significativa e, quando aliada ao tratamento antes das crises e das internações, tende a aumentar também o tempo de vida.

Quem não gostaria de receber um remédio que aumentasse sua sobrevida significativamente, com menos sintomas e mais qualidade para viver? Esse remédio existe e se chama Cuidado Paliativo precoce. Infelizmente, mesmo havendo inúmeros dados e pesquisas comprovando seus benefícios, o medo de falar abertamente sobre a possibilidade ou inevitabilidade da morte impede muita gente de acionar ou correr atrás desse tipo de atenção. Falaremos mais sobre isso adiante.

E NO BRASIL, COMO FUNCIONA?

O Brasil, infelizmente, ainda não é um bom lugar para morrer. Foi o que apontou a pesquisa publicada pela revista *The Economist*[6] em 2015. Nosso país carece de equipes de Cuidados Paliativos e há muito desconhecimento e preconceito sobre esse trabalho – tanto na população de modo geral quanto na própria comunidade médica.

Na análise que a médica Ana Claudia Quintana Arantes, sócia-fundadora da Casa do Cuidar, faz em seu livro *A morte é um dia que vale a pena viver*,[7] estamos cerca de trinta anos atrasados em relação ao patamar de qualidade em que estão os países da Europa e da América do Norte. Se em 2016 o Brasil contava com pouco menos de duzentos serviços de Cuidados Paliativos, nos Estados Unidos já eram mais de quatro mil. Além de a oferta ser pequena, a distribuição é muito desigual: há mais equipes atuando na região da Avenida Paulista, em São Paulo, sobretudo em hospitais particulares, do que em toda a região Norte. Como muita coisa no nosso país, a desigualdade impera. Mas, mesmo nas instituições mais respeitadas do país, ainda há que se enfrentar muita resistência das equipes e muito desconhecimento por todos os lados. Eu senti isso na pele.

Os Cuidados Paliativos entraram no quarto de minha mãe em suas vinte e quatro horas finais. Apesar de ter sido muito breve, a abordagem dos profissionais foi essencial para que ela tivesse uma morte digna. Foi também reconfortante para mim, como filha. A presença da equipe me deu a tranquilidade de saber que estavam zelando pelas questões técnicas que eu não dominava enquanto pude ser, apenas, filha. Testemunhar uma morte respeitosa, proporcionada em grande parte por esses profissionais tão competentes e sensíveis, teve um impacto muito positivo no meu luto e meu desejo é que todos tenham essa mesma oportunidade, se assim desejarem.

Ainda que no tratamento da minha mãe eu não tenha conseguido inserir os Cuidados Paliativos no momento que julgava ideal, a experiência foi suficiente para me fazer perceber que faria diferente com o meu pai, diabético e cardiopata. Então, logo após a morte da minha mãe, acionei a mesma equipe para cuidar dele. Além de o apoiarem no luto da perda da esposa, já na primeira consulta, perceberam o prejuízo de algumas interações medicamentosas e reorganizaram suas "doses diárias", o que aliviou tanto os seus sintomas quanto a minha carga como cuidadora.

A coragem de conversar sobre a morte

Ninguém deseja perder quem ama. E falar abertamente sobre essa possibilidade é assustador. O que se vê, muitas vezes, é um esforço coletivo daquele que adoece, dos familiares, de amigos e da equipe médica de evitar o assunto a todo custo. Muitos temem que, ao saber "toda a verdade" sobre sua condição, o paciente possa ficar deprimido, "jogar a toalha e desistir de viver". Mas será que isso de fato acontece?

O que mostram alguns estudos é justamente o contrário: a comunicação clara e honesta proporciona ao paciente e aos familiares um melhor enfrentamento da doença, com menores taxas de tristeza e depressão, sem perda da esperança realista. A informação capacita o paciente para tomar decisões que sejam compatíveis com seus valores e objetivos de vida, fortalece a relação de confiança com o médico que o acompanha e, ainda, permite que os familiares vivenciem um luto menos complicado após a partida de seu ente querido, com menores taxas de arrependimento e de depressão.

O que se vê então é que, embora muito temidas, conversas honestas são benéficas (e muito importantes). E elas não precisam ser restritas ao contexto médico-paciente, até mesmo porque, como no meu caso, isso pode acabar acontecendo tarde demais. Dialogar francamente sobre o fim da vida, fora do consultório ou hospital, pode trazer alívio e conforto para quem está doente e também para quem está ao lado. Nesse contexto familiar e íntimo, a pessoa que está doente e/ou morrendo ganha a oportunidade de compartilhar seus medos e desejos relacionados ao fim de vida, enquanto o acompanhante ganha informações cruciais para cumprir seu papel de guardião dessas escolhas, capacitando-o para zelar pelo bem-estar e pela dignidade do seu ente querido. Conversas abrem espaço para o cuidado mútuo.

Então, como iniciá-las?

Por mais desconfortável que possa parecer, descobri que há muitos caminhos possíveis. Algumas pessoas optam por usar um filme, uma história "de um amigo de um amigo" ou uma matéria que saiu na mídia para preparar o terreno para esse diálogo. Mas pode acontecer também sem muito ensaio, de forma direta, com perguntas claras, como estas que reuni a seguir:

* *Embora você esteja bem agora, eu gostaria de estar preparada caso a doença avance. Podemos conversar sobre algumas coisas que são importantes para você?*
* *Se sua condição de saúde piorar, o que você gostaria que acontecesse? Quem precisa ser informado?*
* *Há algo em aberto que você precisa resolver, alguma conversa que deseja ter ou alguém com quem você precise falar antes de morrer?*
* *Se chegar o momento em que não puder mais tomar decisões, quem você escolhe para zelar por suas preferências e ser o seu interlocutor junto aos profissionais de saúde que cuidarão de você?*

* *Você gostaria de conversar sobre seus ritos fúnebres com alguém? Como quer que seja a sua despedida?*

Uma vez que os valores e desejos da pessoa estejam claros, é possível documentá-los para que as informações estejam acessíveis a todos os envolvidos em seus cuidados. No universo da humanização do nascimento, há algo parecido chamado Plano de Parto, em que gestante e acompanhante definem o que desejam para cada momento, das primeiras contrações até os primeiros dias após o nascimento do bebê, e também o que gostariam caso algo fuja do esperado. No contexto do adoecimento e da morte, o Testamento Vital cumpre uma função semelhante. Segundo a pesquisadora, advogada e bioeticista Luciana Dadalto, especialista em autonomia no fim de vida, trata-se de "um documento feito por uma pessoa com discernimento, civilmente capaz, com o objetivo de dispor acerca dos cuidados, tratamentos e procedimentos que deseja ou não ser submetida quando estiver com uma doença ameaçadora da vida, fora de possibilidades terapêuticas curativas e impossibilitado de manifestar livremente sua vontade". Isso garante que a vontade do paciente seja cumprida, mesmo quando ele perder a capacidade decisória. Luciana recomenda que o documento seja impresso e distribuído para os profissionais de saúde responsáveis e pessoas de confiança. É possível levar o documento a um Cartório de Notas (Tabelionato de Notas) e pedir que seja lavrada uma escritura pública, mas não é obrigatório. Como nossas preferências podem mudar ao longo do tempo, é recomendado revisitar o documento com o tempo, para que ele reflita as vontades atuais do paciente.

Se você tiver a oportunidade de conversar sobre isso com a pessoa que você ama, por mais difícil que seja, encorajo você a fazê-lo. No Mapas do Cuidado você encontrará um recurso para apoiar você nesse processo (saiba mais sobre ele e como acessá-lo na página 256).

A burocracia da morte

Assim que minha mãe morreu, precisei avisar as pessoas. Mandei mensagem para algumas e também fiz um *post* nas minhas redes sociais (apesar de estranho, foi libertador, porque eu jamais conseguiria me lembrar de todo mundo que teria que ser avisado naquele momento tão intenso e delicado). Já nesse primeiro e pequeno ato de comunicação, precisei tomar algumas decisões. Qual palavra escolher: morreu, partiu, faleceu, fez a passagem? As decisões, que são inúmeras e de toda ordem, já começavam aí.

Gisela Adissi,[8] empresária do setor funerário e estudiosa sobre o luto, tem uma lista de noventa e cinco decisões que os familiares precisam tomar no momento imediatamente seguinte à morte de um ente querido:

Quem vai ao cartório pedir a certidão de óbito?
Terá velório?
Se sim, qual horário, duração e local?
O caixão ficará aberto ou fechado?
Haverá coroas de flores?
Se sim, quais dizeres serão impressos na faixa da coroa de flores?
Quem será o responsável financeiro pelo serviço da funerária?
Qual a forma de pagamento? Parcelado ou à vista?
A família já tem jazigo ou precisa comprar?
Qual a forma de pagamento? Parcelado ou à vista?
Qual horário e duração do enterro ou cremação?
Alguém vai dizer algumas palavras?
O que escrever na lápide? Como será a personalização da lápide?
Qual a forma de pagamento? Parcelado ou à vista?

Meus tios (maternos e por parte de pai) se encarregaram de cuidar de muitos detalhes do enterro. Foi um grande alívio contar com a ajuda de todos eles. A essa altura, eu já tinha tomado gosto em receber ajuda e me abri para esse apoio sem qualquer tipo de culpa ou sentimento de dívida.

Essas decisões só foram um prenúncio do que me aguardaria nos meses seguintes. As burocracias da morte são inúmeras e ultrapassam os ritos fúnebres. Há aspectos legais, financeiros e práticos a serem resolvidos, como desligamento de CPF, fechamento de contas, espólio, organização de objetos e memórias e muito mais. Falaremos mais sobre isso no Capítulo 6.

Velório, enterro e rituais de despedida

Segundo o historiador francês Philippe Ariès, estudioso da morte e de como nos relacionamos (ou não) com ela, da Antiguidade até a atualidade, morrer foi perdendo seu lugar social de forma lenta e quase imperceptível: saiu das casas e aos poucos foi levada aos hospitais. Antes tão familiar e corriqueira, a morte se tornou um evento estrangeiro, um tabu – algo que tememos e tentamos afastar a todo custo. Esse deslocamento se deve em grande parte ao avanço da ciência e tecnologia. A partir do século 20, a medicina se percebe capaz de retardar o fim da vida, trazendo a ilusão, tanto para médicos como para pacientes e familiares, da imortalidade. A morte deixa de ser algo natural, que acontecerá a todos: ela se torna um inimigo, que temos que combater, evitar, esconder.

A consequência de se ocultar o evento é que o que acontece depois – os rituais e expressões de luto – também passa a ser encarado com estranhamento. Não sabemos nos enlutar. Achamos que temos que nos organizar rapidamente, virar a página quanto antes, tocar o barco. Caitlin Doughty, empresária do ramo funerário e autora do livro *Para toda a eternidade*,[9] fala da importância de proteger o espaço: "criar um anel de segurança em torno da família e dos amigos do morto, oferecendo um lugar onde possam passar pelo luto de forma aberta e sincera, sem medo de serem julgados". A dor é enorme e inevitável, mas pior é sentir vergonha de nossa dor e do processo natural da morte.

Assim que minha mãe morreu, tive vontade de arrumar o seu corpo. Fui até sua casa escolher uma roupa e um colar. Quinha, sua melhor amiga, foi comigo. Escolhemos um vestido branco, de linho, com botões de cima a baixo. Ela sempre ficava linda com essa roupa; era simples, chique e confortável. Peguei meu estojo de maquiagem e fiz algo bem suave, como ela gostaria.

"Filha, a mamãe está linda... Está com o mesmo rosto de quando nos casamos."

Ela estava mesmo linda. Tinha uma expressão suave, assim como tinha sido a sua partida. Peguei sua aliança e guardei. Para finalizar, pus o colar – um japamala de cristal para protegê-la nessa nova etapa – e calcei nela um par de sandálias vermelhas, para levar um pouco de alegria para onde fosse. Vestir e enfeitar a minha mãe era o último gesto de cuidado que poderia oferecer a ela, pelo menos ao seu corpo.

Nem todo mundo vai querer ter esse contato, e tudo bem. Mas eu quis e pude fazê-lo, certamente porque havia ali uma equipe de Cuidados Paliativos nos amparando, protegendo aquele espaço, reconhecendo que o momento após a morte é importante para os familiares e entes queridos da pessoa.

É urgente devolver a morte para a sociedade. A morte não é uma questão médica, é uma questão humana. A forma de despedir-se de alguém importante vai variar de cultura para cultura, de pessoa para pessoa. É preciso proteger o direito do enlutado de se despedir e sentir a sua dor, compartilhando-a ou não, como preferir. Infelizmente, o mais comum hoje em dia é privar o enlutado de alguns de seus principais "remédios": tempo e espaço para sentir, assim como acolhimento e validação para integrar a experiência. Ficamos quietos, envergonhados. O silêncio, mais uma vez, faz de uma experiência que por si só já é dolorosa, solitária e desprotegida.

Um dos rituais mais marcantes de despedida de nossa cultura é o velório seguido de enterro, que costuma ser no dia seguinte do falecimento, mas isso não é obrigatório – é apenas um costume. Pouca gente sabe disso, mas o velório pode ser feito a qualquer momento e também em qualquer lugar. Pode acontecer dias ou até mesmo meses depois, dando tempo para que toda a família chegue, por exemplo. Se isso parece loucura, é apenas porque achamos que precisamos seguir um padrão. Mas existem outras possibilidades. *O que é regra? O que é hábito? O que a pessoa que você ama desejaria? O que você desejaria?*

O velório é um momento de suporte social. Os abraços e depoimentos que recebi naquele dia ficarão marcados no meu coração para sempre. Em um momento de instabilidade, onde o mundo que conhecemos não existe mais, costuma ser imensamente valioso estar com amigos e familiares – nossas bases seguras. Um aspecto nosso que é tribal se escancara nesses momentos: precisamos uns dos outros. Precisamos nos unir: para concretizar, para oferecer colo e carinho, para também nos lembrar de quem partiu, celebrar sua vida e dar risada. Me senti imensamente amparada durante o velório de minha mãe e todo o amor que recebi naquele dia foi, sem dúvida alguma, um dos responsáveis pela força que me ajudou a viver tantas coisas que aconteceriam em seguida.

Depois de sentir na própria pele a importância desse momento, me tornei a pessoa que não perde um velório. E, caso não possa estar presente, faço questão de mandar uma mensagem, um carinho. Demonstrar que me importo e que a pessoa pode contar comigo.

Para ajudar o enlutado, é preciso estar atento aos seus pedidos, aos seus valores e às suas necessidades. Há quem goste de contato físico e quem não goste; há quem goste de ficar sozinho e quem prefira companhia. O ritual (ou os rituais) de despedida deve(m) fazer sentido para aqueles que estão enlutados. Se na vida não deveríamos ter a preocupação de agradar os outros, o contato com a morte escancara ainda mais essa necessidade. O ritual também não precisa ser único; afinal, talvez algumas pessoas se identifiquem mais com um formato do que com outro. A vontade de quem partiu também costuma pesar nessa hora. Por mim, não faria uma missa de sétimo dia, mas sabia que minha mãe desejaria, meu pai também, assim como grande parte de seus amigos e familiares. Organizei aquela missa com todo o meu coração e fui surpreendida, novamente, ao perceber que me reunir com quem se ligava à minha mãe me fazia muito bem.

Os rituais de despedida honram uma história que existiu, legitimam a perda e marcam o início de uma travessia para a integração dessa experiência (ao que damos o nome de luto). Costuma ser um caminho cheio de altos e baixos, nada linear, que se revelará absolutamente singular. Ritos marcam transições e também solidificam o coletivo. Ao fazer um evento de despedida, o enlutado faz um gesto de reconhecimento de sua nova realidade (ou seja, de um mundo sem aquela pessoa) ao mesmo tempo que se coloca como pertencente a uma comunidade que também se depara com essa perda. Assim, rituais como velórios, enterros, missas de sétimo dia e outros exercem um papel não apenas psíquico, mas também social.

E QUANDO SE DESPEDIR NÃO É POSSÍVEL?

Quando há o luto antecipatório, como numa doença grave e que ameaça a continuidade da vida, a família, amigos e demais pessoas se preparam lentamente para aquela perda. Muitos rituais acabam sendo feitos pelo caminho: uma conversa para dividir o que se sente; a possibilidade de restaurar a relação ou de celebrá-la; discutir abertamente os sonhos inconclusos e o que fazer com eles. Há tempo para se preparar e até para realizar alguns "últimos desejos". Quando a morte é súbita ou atravessada por contratempos como distância, protocolos e detalhes que impeçam a presença ou o contato, isso se torna impossível. Ante a despedida roubada (e a dor que a acompanha), fazer o que é possível no momento, buscando incorporar gestos ou atitudes significativas para os enlutados, pode trazer algum alívio do sofrimento.

Vale lembrar também que a despedida daquele que morre acontece em muitas etapas. O leito da morte e o velório são as mais óbvias e imediatas, mas oportunidades de despedir-se e elaborar o luto surgirão em momentos aleatórios e situações "menores", mas não por isso menos importantes. Qualquer gesto autêntico, que venha do coração, para rememorar ou despedir-se da pessoa, traz conforto aos que ficam e reduz muito o risco de adoecimento em decorrência do luto. Quem não conseguiu dizer adeus da maneira que gostaria ou não teve cabeça para organizar um velório especial pode sentir algum alívio em saber: outras oportunidades surgirão.

O que foi importante para mim
* Pedir ajuda para algumas pessoas nos cuidados com as burocracias, enquanto eu cuidava dos demais detalhes.
* Conhecer os valores da minha mãe e o que era importante para ela para, assim, me sentir segura na hora de pensar em uma forma de honrá-la.
* Conseguir dar um toque pessoal ao ritual, dando a ele mais significado para mim. Busquei responder: O que minha mãe gostaria que eu fizesse? O que faz sentido para mim e para as pessoas próximas a ela? Existe algum gesto que posso fazer para homenageá-la?
* Receber abraços, olhares e histórias, muito mais do que conselhos.

***

Acompanhar a morte da minha mãe me ensinou que cuidar é sempre uma possibilidade. Até o último suspiro é possível estar ao lado de alguém que está morrendo e também de sua família, oferecendo cuidado. Quando o senso comum diz "não há mais nada a fazer", é preciso refutar com a verdade: sempre há o que fazer.

Os profissionais de Cuidados Paliativos – infelizmente ainda uma raridade na maioria dos hospitais e planos de saúde no nosso país – entendem isso muito bem. Essa abordagem de cuidado se especializou em colocar a dignidade do paciente acima de qualquer outra coisa, abordando assuntos difíceis e tabus sociais, como dor e morte, com sensibilidade e franqueza. Eu torço para que todas as pessoas e todas as famílias e redes de apoio possam ter acesso aos Cuidados Paliativos sempre que sentirem a necessidade ou o desejo de falar sobre uma doença para além de sua eliminação ou "cura". Com certeza, esse olhar compassivo e habilidoso foi essencial para meus pais, para mim e para nossa família durante esse período (e além).

A morte da minha mãe me pôs em contato com a beleza da finitude, com uma esfera da experiência humana que desafia a nossa capacidade de se expressar em palavras, que parece estar além da linguagem. Estar ao seu lado em seu último suspiro, cercada de pessoas amadas, marcou a minha alma de forma profunda e permanente. Tristeza e medo fazem parte do processo, claro, mas a morte traz também um enorme potencial de experimentar o amor, a conexão e o mistério. Tudo isso pode ser sentido e concretizado nos rituais de despedida, desde o preparo do corpo ao sepultamento (ou cremação) e muito além, mesmo que as muitas burocracias (e despesas) que fazem parte, também, desse momento insistam em roubar nossas energias.

Quando alguém morre, muitas vezes achamos que o momento mais difícil será a partida em si ou então o velório ou as primeiras semanas. O que descobri é que a experiência da perda é digerida em parcelas – e não à vista. É aos poucos que vamos nos despedindo de quem amamos. Minha mãe, por exemplo, tinha muitos colares. Passado um tempo, me dei conta de que não usaria todos eles; tampouco queria que ficassem aprisionados em uma gaveta. Esses colares mereciam ser felizes, assim como minha mãe foi nas muitas vezes em que os usou. Decidi distribuí-los entre as mulheres da família e algumas de suas amigas. Acho que foi uma maneira que encontrei de continuar ritualizando e digerindo a sua morte – e também de compartilhar algo da minha mãe com pessoas que a amaram, para que se embelezassem, também, com sua memória.

Quando a morte chega a quem amamos, talvez não haja muito a se fazer para quem vê de fora. Mas, para quem está lá, o que dá para fazer é estar presente, de corpo e alma; entregar-se por inteiro à experiência. Não é uma garantia de que diminuirá a dor, mas para mim trouxe paz e segurança para o (longo e complexo) processo que me vem em seguida: o luto.

Para aprofundar e se inspirar

LIVROS
- *Life After the Diagnosis*, Steven Pantilat (Da Capo Lifelong Books, 2017)
- *A morte é um dia que vale a pena viver*, Ana Claudia Quintana Arantes (Sextante, 2019)
- *Para toda a eternidade*, Caitlin Doughty (Darkside, 2019)
- *O homem diante da morte*, Philippe Ariès (Unesp, 2014)

FILME
- *A partida final*, Rob Epstein e Jeffrey Friedman (Netflix, 2018)

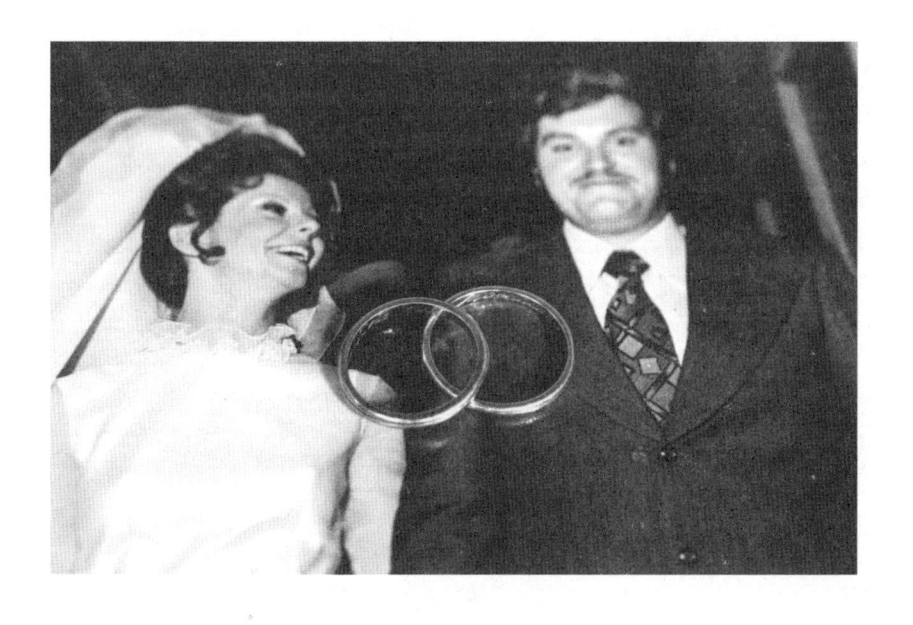

SP 28/08/07

Querida Magdalena

A vida vai nos trazendo surpresas a cada etapa e nosso papel de bons viventes (bons vivantes...) é irmos aprendendo e interagindo, tirando de cada etapa as bênçãos que elas nos trazem.

Esses dois colares (que podem ser usados juntos ou separados) são uma tentativa de representar essas etapas e suas ambigüidades:

- o fácil / o difícil
- o penoso / o gostoso
- a saúde / a doença
- a surpresa / o esperado
- a morte / a vida
- o branco / o preto

Um beijo grande e um ano de muitas bênçãos!

Laura

Capítulo 6

Como existir num mundo sem ela?

"Uma única pessoa está ausente, mas o mundo inteiro parece vazio."

Philippe Ariès[1]

1.

Dois dias depois do enterro da minha mãe, meu pai precisou assinar um contrato. Voltou arrasado. "Viúvo, Ju! Estava escrito V-I-Ú-V-O." Achou horrível e indelicado deixarem tão explícito algo tão recente e dolorido... Ele ainda estava digerindo a morte da esposa e já tinha mais essa novidade para absorver: era viúvo.

Para ele, foi um choque. Mesmo após o diagnóstico do câncer, meu pai jamais imaginou que ela morreria primeiro. Ele tinha a saúde mais frágil e já tinha chegado muito perto da morte diversas vezes. A perspectiva de entrar num hospital e nunca mais sair era muito real para ele, mas era uma história que ele havia contado sobre si mesmo, não sobre sua esposa. Meu pai me contou depois que, nos últimos meses, os dois choraram algumas vezes, sentados na beirada da cama, ao perceberem que as rotas estavam se esgotando e a morte estava ficando cada vez mais concreta.

Por que ela foi e eu fiquei?

Poucas horas depois que ela morreu, meu pai foi para minha casa. Dormiria lá naquela noite e em todas as outras daquela semana. Arrumei o sofá. Ele, mudo, olhando para cima, depois fechando os olhos, movendo as mãos pelo rosto, expirando bem devagar. Contraía o queixo e os lábios. Quando falava comigo, repetia alguns pensamentos em looping: "Será que se tivéssemos ido adiante com a imunoterapia a Magda não teria morrido? E se eu tivesse falado com a dra. Telma? E se eu tivesse ficado um pouco mais no quarto? E se eu não tivesse deixado a Magda brava naquele dia?".

Meu pai repassava seus passos. Todos eles.

Será que fiz ou deixei de fazer algo para que minha esposa vivesse?

"Pai, você fez tudo, tudo o que podia. A mamãe certamente se sentiu muito cuidada e amada. Não havia mais nada a ser feito...

Chegou a hora da mamãe... e ela foi em paz, pai. E você estava ao lado dela, segurando sua mão, exatamente como você queria... Você fez tudo, pai. Tudo."

O que faria da sua vida agora? Moraria sozinho naquela casa?

Na manhã seguinte, antes do enterro, meu pai, mergulhado em suas próprias ruínas, veio me propor: "Ju, por que vocês não vêm morar comigo? Podemos morar os quatro juntos. Você e o Diogo ficam com meu quarto e eu fico no quarto que era seu, com o Martim".

Ouvi aquele pedido com todo o meu coração. Percebi a dor que meu pai estava sentindo, o medo que tinha daquele vazio. Ao mesmo tempo, percebi também que eu não estava disposta a viver nessa nova configuração – ao menos não naquele momento.

"Pai, vejo que está muito difícil para você, mas eu não conseguirei fazer essa mudança agora. Eu vou te ajudar, pai. Vou te visitar todo dia. Vamos viver um dia de cada vez, tá?"

Nos meses seguintes, pela primeira vez, meu pai não ergueu um muro onde havia se feito uma fresta. Ele se aproximou mais dos amigos, que o acolheram lindamente; logo ele, que tinha tanta dificuldade em receber ajuda. Meu pai também passou a se consultar regularmente com o dr. Daniel, o mesmo médico de Cuidados Paliativos que nos acompanhou na morte da minha mãe. Por sugestão dele, começou um programa de recuperação cardiológica, que envolvia exercícios na esteira com acompanhamento profissional. Em paralelo, pela primeira vez na vida, meu pai fez terapia por livre e espontânea vontade (e gostou!). Ele também se matriculou em uma escola de dança. Foi lindo perceber o meu pai dando passos por ele mesmo, se arriscando em movimentos que eu nunca havia visto.

Quatro meses depois, por insistência do meu marido, reconsideramos o convite de ir morar com ele. Nossos amigos receberam a notícia com certa apreensão.

"Caramba, Júlia, é sério? Você vai morar com seu pai?"

"Diogo, você vai morar na mesma casa que o seu sogro? Tá falando sério?"

Era sério. E foi a melhor decisão que poderíamos ter tomado.

2.

Ontem fez seis meses que você partiu. Nos últimos tempos, fiquei mergulhada em livros, roupas e memórias e também burocracias. Descobri um pedacinho seu em muitas pessoas e lugares. Recebi mensagens, depoimentos e abraços de muita gente que conviveu com você. Devagarzinho estou entregando um pedacinho físico de algo que era seu para cada uma delas. E vou vendo que existem muitos cantinhos seus nos cantinhos meus...

Limpei seu armário; doei roupas, guardei algumas, escolhi colares, mandei apertar um anel – aquele com pedrinhas vermelhas que você usava sempre na mão esquerda com sua aliança. Desbravei seus livros e neles encontrei muitas dedicatórias: algumas para você de amigas e colegas de trabalho e uma outra de um livro que você deu para mim: "para minha filha Júlia que está se interessando por psicologia".

No dia do Natal, resolvemos nos mudar para a casa onde você morava. Começamos uma obra e essa decisão me convidou a me aprofundar em um processo que eu já estava vivendo, o do luto. A sala de jantar agora será toda azul. No jardim estou fazendo um tanque de areia para o Martim. E perto do portão, uma lousa, como você queria. Os quartos vamos organizar assim: o papai vai seguir no que era de vocês, Martim ficará no que era meu. Pintei o quarto com uma cor diferente, pus adesivos nas paredes e um tapete colorido no chão. No lugar daquela janela maior, que dava para o jardim, abrimos uma porta que vai se ligar com a edícula da casa. Lá será meu quarto com o Diogo. Vamos aproveitar também e ampliar um pouco a varanda. Está ficando tudo lindo! Uma casa nova, mas com toda a nossa história.

Está sendo muito bonito viver tudo isso, mãe! Cada etapa dessa história estou vivenciando inteira, e por inteiro, assim como você me ensinou.

No meio disso tudo, também comecei a sonhar com você. Foram sonhos muito vívidos e significativos. Em um deles você carregava um molho de chaves, me dava, eu abria um grande portão e saíamos juntas de carro. Eu pilotando e você ao meu lado.

Mãe, olha só que bonito: estou aqui pilotando a minha vida. Você me deu tanto, tantas chavinhas preciosas... me sinto tão grata...

Luto, dizem, é o tempo que a dor leva para virar saudades. Não sei se concordo com essa visão, mas hoje, vivendo na pele tudo isso que ainda não acabou, e que talvez não acabe nunca, eu diria que pode ser o tempo necessário para a perda se transformar em um tesouro.

3.

Domingo é Dia das Mães. No ano passado fomos juntas a um *spa* comemorar. Foi o nosso primeiro ano sendo mães juntas e, de alguma forma, sabíamos que poderia ser o último. Queríamos celebrar. E nos demos esse carinho de presente. Recebemos massagem, escalda-pés, entramos na piscina, fizemos sauna e comemos suflê de chocolate. Na verdade, quem nos presenteou com essa experiência foi o Diogo, que você dizia ser o genro que toda mãe pediu a Deus. O Diogo, que levava picolés de limão para aliviar os seus enjoos, ajudou a organizar as finanças da família, pagou advogados, correu atrás de medicamentos e que se sentiu tão impotente quando você – sua "sogrosa", sua sogra maravilhosa – estava morrendo. No dia da sua partida, ele ficou frustrado porque queria ter também dito algo. Mal sabia ele que disse tanto ao longo de todos os passos do caminho. Mal sabia ele que cada lágrima que caía de seus olhos azuis dizia tudo. Eu sabia que essa nossa união te dava tranquilidade para partir.

Domingo agora é Dia das Mães. Será o meu primeiro sem você. Tenho saudades. Quase diariamente contemplo de alguma maneira a sua ausência e presença. E me faz bem. Às vezes sorrio, às vezes fico triste, às vezes parece um sonho, às vezes sinto uma enorme gratidão ao mesmo tempo que penso "que pena" porque tem muita coisa que ainda queria viver com você. Percebo que para mim é importante manter essa porta aberta para visitar o lugar que você ocupava e ocupa em minha vida. Não é racional. Sinto que é uma necessidade da minha alma que sabe que manter esse fluxo livre me conecta com um grande e precioso portal.

    Domingo é Dia das Mães. Sempre nos meus aniversários você me dava um cartão. Escrevia alguma mensagem que vinha acompanhada de um vaso de orquídeas. Tenho todos eles guardados. Agora na mudança resolvi lê-los novamente. E me emocionei. Um dia estava com frio e coloquei uma meia nos pés que era sua. Me senti cuidada por você. Dormi quentinha recebendo seu abraço.

    Domingo agora é Dia das Mães. Ainda não sei bem como quero comemorar. Vai ser diferente, como na verdade sempre é. Mas quero celebrar. Celebrar todas as meias que sigo encontrando pelo caminho e o fato de ser, sim, mãe, mas também, eternamente, filha. Sua filha.

4.

As gavetas de minha mãe eram nove. Do lado esquerdo, duas. Uma pequena porta ao centro, outras duas do lado direito e, na altura das pernas e pés, mais cinco bem largas e profundas.

    Quando minha mãe morreu, fiquei responsável por olhar todos os seus pertences. Meu pai se encarregou das burocracias. Cada um de nós ficou com a parte que lhe era mais familiar, mais fácil de lidar. Comecei logo pelas roupas. Encaminhei grande parte para uma instituição de caridade com a qual ela tinha uma ligação e algumas peças resolvi dar para amigas e parentes. *Esse vestido ficaria lindo na Pati! Essa blusa, na Laura.* E assim eu seguia.

    Com os livros, repeti o processo. Grande parte foi embora de uma vez só, mas havia um ou outro que meu tio desfrutaria, que minha tia se apaixonaria e, *nossa, esse minha prima iria amar!* Achei também alguns que quis guardar para mim.

    A escova de dentes dela o meu pai pediu para que ficasse no potinho sobre a bancada do banheiro mais um pouco. Respeitei.

Até que me restou a escrivaninha. Era de madeira, tinha puxadores dourados envelhecidos e acompanhava uma cadeira. Lá estava ela. Cheia de gavetas, uma porta e dois vãos.

Abrir as gavetas de alguém é adentrar sua intimidade mais profunda; em nossas gavetas guardamos o que nos é mais precioso: o que queremos esquecer e preservar, os nossos sonhos inconclusos e os que desejamos arquivar. A gaveta pode ser um túmulo, um abrigo, um forno ou um ninho. Pode guardar nossa bagunça, nossa organização, nossos laços e legados e também nossos segredos – tudo aquilo que não queremos que ninguém acesse.[2]

Mas eu precisava abrir aquelas gavetas. Poderia haver algo importante, inclusive que serviria ao meu pai, que se empenhava em resolver as burocracias. Vai que encontro um documento imprescindível, uma conta pendente ou a peça que falta para encaminhar a escritura da casa?

Mas, no fundo, o que me atiçava a abrir aqueles compartimentos não era a necessidade de encontrar algum documento ou um boleto. Nada disso. O que me atraía naquelas gavetas era a possibilidade de saber o que minha mãe guardava dentro de si. Por ser mais fechada, mais reservada, ela não me contava muito sobre seus sentimentos. E, naquele momento, com aquela escrivaninha, eu estava diante dela inteira. Tudo ali dentro daquelas gavetas. A subjetividade da minha mãe.

Não resisti.

Abri as gavetas, uma a uma.

Passei manhãs, tardes, dias, semanas com elas. Olhando cartões, cartas, diários, documentos, fotos. De quando ela era pequena, adolescente, adulta.

Eu me demorei em cada uma delas.

As gavetas acolhiam passado e futuro. O que se desejava preservar e esquecer. Cada envelope aberto, um pedaço de minha mãe. Meus minutos se esticaram em horas, anos, épocas e gerações. Tudo isso no presente. Tudo isso através daquela máquina do tempo em formato de escrivaninha.

Na terceira gaveta de cima para baixo, encontro uma pasta. Nela, um papel enorme dobrado. Abro uma vez, outra, outra e mais outra. Era grande, um metro por setenta centímetros, por aí. Branco. Com canetas coloridas minha mãe tinha desenhado a árvore genealógica de sua família. Seus avós, tios, irmãos, eu, meu pai, sua mãe, tias, primas. Todos lá. Um mapa. À esquerda, a família Viggiani. À direita, a materna, Regente. Ambas vindas da Itália.

Vou descobrindo o nome de muita gente que nem sabia que existiu. Embaixo de cada uma, algumas informações: *Comerciante. Bonita. Órfão aos 13. Católica. Agregadora. Extrovertida. Sério. Apendicite. Tuberculose.* No lugar do nome de minha mãe há apenas um M maiúsculo, seguido pelo número 68 (sua idade na época), e, logo abaixo, uma palavra: *Cuidadora*.

Meus olhos passeiam pelos outros nomes e me dou conta de algo que me arrepia da cabeça aos pés: embaixo de diversas outras pessoas da família, essa palavra se repete inúmeras vezes. *Cuidador. Cuidadora*. Edson. Ricardo. Rosália. Ed. Ivone. Carmem. Neide. Monica. Magdalena, *Cuidadora*. Estava ali. Documentado. Para quem quisesse ver.

Era a primeira vez que eu via esse papel. Provavelmente esse mapeamento biográfico fazia parte de um curso de terapia de família no qual ela havia se matriculado um ano antes de morrer, num momento de resgate da psicologia e desejo de voltar a clinicar. Suspeito que minha mãe estava tomando consciência de um padrão que existia em sua família havia gerações. Éramos uma família de cuidadores; pessoas que se tornaram boas nessa função, e ajudaram muita gente, mas que talvez carregassem mágoas e ressentimentos por terem doado tanto tempo e energia para os outros, abrindo mão de suas próprias necessidades.

No seu último ano de vida, minha mãe mudou muito: estava mais aberta e também não se cobrava mais estar disponível indiscriminadamente àqueles que estavam à sua volta. Dizem que, quando uma pessoa se liberta, são libertados com ela os que vieram antes e os que virão depois. Ela, sim, sabia cuidar. Mas não desejava perpetuar uma herança de ressentimento ou mágoa que havia em sua família. Eu também não quero. Eu também não vou.

Deslizando um pouco mais meus olhos pelo papel, lá estou eu. Júlia. 33a. Para minha surpresa, não tem a palavra cuidadora embaixo. Na verdade, além da minha idade, não tem nada escrito. Tem apenas um desenho. O desenho de uma casa.

***

Os últimos dez anos que vivemos, eu e minha mãe, foram de muitos desafios. Câncer, cirurgias, quimioterapia, tratamentos. Foram também anos de descobertas e transformações: passamos a nos conhecer melhor, aprendemos a nos conectar de outro lugar, me tornei mãe e ela, avó. Muitas pequenas mortes e renascimentos.

Quando ela morreu, senti algo absolutamente paradoxal: minha mãe não estava mais entre nós, fisicamente, mas em meus pensamentos sua presença era constante. Me senti próxima dela como nunca antes. Minha mente, minha energia psíquica e emocional se voltavam a ela repetidamente, quase como uma obsessão. Para tudo o que olhava, via a minha mãe.

Ali era o sofá em que ela costumava se deitar; passava horas descansando ou lendo lá. Aquela era sua cadeira; tomava café da manhã nela. Nesse banco, no jardim, ela gostava de tomar sol. Eu podia vê-la em todos esses lugares ainda. Mas ela não estava mais lá. E nunca mais estaria. A vida que eu conhecia não existia mais. Quando fui organizar e fazer a limpeza de seus pertences, fiz questão de guardar algo com sua letra. Jamais veria essa letra novamente. *Aqui tem um pedaço dela.* As fotos, guardei as mais bonitas. Os bilhetes dos amigos. Algumas roupas. Minha mãe se transformou em lembrança, memória. Algo que, com esforço, consigo recriar, mas não mais tocar.

O primeiro ano após a morte de minha mãe foi marcado por essa forte contemplação: minha vida sem ela, minha vida com ela. No começo, tudo o que eu via era ausência: o primeiro Dia das Mães, o primeiro Natal; meu aniversário, a primeira vez que fui ao seu restaurante favorito. *Como viver tudo isso sem ela?* Precisei aprender também a contemplar um futuro sem ela. De alguma maneira, o extenso processo de adoecimento me fez ajustar isso ao longo do tempo: até mesmo antes da minha mãe morrer, acabei apagando-a do meu futuro distante.

Por outro lado, por mais que sua ausência fosse gritante em tantos lugares, percebi que a minha mãe se fazia presente de inúmeras maneiras, nem sempre de forma voluntária. Às vezes do nada, lendo um livro, no meio de uma conversa qualquer ou quando eu precisava tomar alguma decisão, surgia na minha mente a pergunta: *O que minha mãe diria agora?* Percebi que sua morte marcava o fim de sua vida, mas não minha relação com ela.

Me abrir para sentir a presença e ausência de minha mãe em cada parte de mim, nos lugares à minha volta e nas pessoas com quem convivemos me fez reconhecer que em mim também havia ausências. Buracos. Coisas que deixaram de existir com ela.

Para onde iria a Magdalena de dentro de mim?
Para onde iria a Júlia, filha da Magdalena?
Para quem contaria sobre meus projetos?
Quem ofereceria aqueles palpites virginianos que só minha mãe sabia me dar?

Dizem que a morte é um problema dos que ficam. De certa forma acho que é.

Tudo que eu era com a minha mãe seguiria vivo?
Ou será que morreria também?

Perder alguém é uma experiência que nos desorganiza. O mundo que conhecíamos termina e precisamos aprender a existir de outra maneira. Diante de tantas instabilidades, o luto nos convida a buscar por conexão: dentro de nós, com quem partiu, com nossa história e com quem está à nossa volta. A busca por portos seguros se faz útil, reconfortante e necessária.

A acomodação dessa experiência não se faz da noite para o dia – embora muitos à nossa volta (e até nós mesmos) tenhamos essa expectativa. Não há fórmula mágica, protocolo do que cada um deve sentir nesse processo. Mas saber mais sobre o luto, suas possíveis manifestações e desdobramentos, bem como maneiras de dar sentido a tudo, pode ser útil. É o que proponho na segunda metade deste capítulo, que conta com a sabedoria de algumas autoridades no assunto.

O luto

A primeira coisa que todos precisam saber sobre o luto é que é um processo saudável. Quem teve um vínculo significativo com alguém, não importa a forma, irá enlutar-se quando a pessoa morrer (ou adoecer ou sair da sua vida). A psicóloga e especialista em luto Gabriela Casellato o define como um desdobramento da experiência do amor, com aspectos de várias esferas: biológica, social, cognitiva, psicológica e espiritual. Quem ama, se enluta, e o amor não desaparece após a morte. Dessa forma, "o luto é o processo através do qual nós honramos a pessoa amada e a história vivida com ela", explica a psicóloga.

O luto é, portanto e sobretudo, uma expressão do amor. Segundo John Bowlby, psiquiatra e pesquisador inglês mais conhecido por ter desenvolvido a Teoria do Apego, trata-se de uma resposta a qualquer tipo de vínculo rompido, não apenas à morte de uma pessoa significativa. Partindo dessa definição, é possível enlutar-se, então, após um término de relacionamento, uma demissão, uma aposentadoria, uma experiência de infertilidade, um abortamento e até mesmo quando a imagem que tínhamos de alguém se perde. O luto acontece quando o mundo que conhecíamos termina, quando nossa sensação de previsibilidade é abalada, o que nos convoca a um processo instintivo de ajustamento.

Pode ser útil imaginar o luto como uma travessia. O mundo que existia antes acabou. É preciso descobrir-se outro, agora sem aquela parte que se foi. Não é fácil nem simples. O caminho não é linear, muito menos plano. Há altos e baixos. Dias melhores e piores. É cansativo e dá trabalho. Exige tempo, esforço físico e psíquico; exige coragem. Há quem atravesse esse terreno com mais tranquilidade e há também quem precise de ajuda para caminhar. Não há que se temer as ajudas. Elas existem para serem acionadas sempre que necessário.

Por meio de uma série de perguntas e respostas, busquei sintetizar alguns dos conceitos que mais me ajudaram a entender e atravessar o luto.

COMO O LUTO SE MANIFESTA?

Antes de mais nada, é importante entender que a expressão do luto é tão variada quanto os próprios seres humanos; "embora seja uma reação universal, também é singular e subjetiva", alerta Gabriela Casellato no livro *Luto por perdas não legitimadas na atualidade*.[3]

As reações diante do luto podem ser inúmeras. Há quem não goste de falar sobre o morto, há quem não pare de falar nele; há quem se afunde e quem aparente não estar nem um pouco abalado; há quem chore copiosamente, por dias, semanas e meses, e quem viva o processo de forma menos visível a olhos nus. Às vezes, a mesma pessoa oscila entre essas expressões. O enlutado pode sentir raiva, culpa, alívio, tristeza, gratidão, apatia, espanto – muitas vezes simultaneamente ou em intervalos de segundos.

Mas nem sempre a pessoa demonstra seu luto de forma emocional, como muitos imaginam. Especialistas em luto falam em manifestações em diferentes esferas, e cada pessoa terá alguma(s) mais predominante(s). No livro *O luto no século 21*,[4] a psicóloga Maria Helena Pereira Franco fala em cinco possíveis dimensões. Apenas uma delas é *emocional*, incluindo as expressões acima e outras, como choque e saudade. Outras pessoas percebem que seus processos mentais são afetados – por exemplo, na esfera *cognitiva* –, por uma perda de foco, confusão mental, lapsos de memória e pensamentos obstinados sobre a pessoa e sobre como a morte dela transcorreu. O luto pode ter também expressão na dimensão *física*: perda de apetite e libido, insônia e piora na qualidade do sono, dores de várias ordens e até mesmo pressão alta, taquicardia e queda de imunidade. E quase todos também sentem um impacto profundo na esfera *espiritual*, o que podemos chamar de visão de mundo e valores. É comum haver um profundo questionamento da fé e dos valores. Por fim, há a dimensão *social/cultural*, caracterizada por atitudes como afastamento de pessoas próximas, isolamento e falta de interação, geralmente acompanhadas por uma sensação de perda da identidade.

Quando minha mãe morreu, meu pai perdeu o chão. Inicialmente ele oscilava entre uma postura silenciosa, melancólica, e uma espécie de agitação, em que ele se perguntava muitas e muitas vezes se poderia ter feito algo diferente para que minha mãe seguisse viva. *Será que sou culpado por sua morte? Será que fiz o bastante?* Esses pensamentos obsessivos o perseguiram por um tempo. Felizmente, aos poucos e sem grandes intervenções, ele foi se dando conta de que havia feito tudo o que estava ao seu alcance. Ao mesmo tempo que meu pai visitava esse lugar sombrio e dolorido, também olhava para o futuro: *O que farei da minha vida agora?* Deu passos concretos para descobrir um novo José Ricardo e ampliar os horizontes. Chegou até a fantasiar sobre encontrar uma nova esposa. Parece contraditório, mas tudo isso está contemplado no processo do luto. Em outras palavras: é assim mesmo.

O dr. Daniel explicou para meu pai que o luto saudável obedece a um modelo dual: ora nos voltamos para a perda, ora para a reconstrução. É esperado (e desejável), portanto, pendular entre esses dois lugares. Congelar por muito tempo em qualquer uma dessas polaridades – a tristeza absoluta ou o "bola pra frente" a todo custo – é considerado patológico. Saber disso foi um grande alívio para o meu pai, autorizando-o, de certa forma, a seguir o seu processo doloroso, confuso, ambivalente e, também, transformador sem medo de estar lidando com a morte da esposa de forma patológica.

EXISTE UM JEITO CERTO DE SE ENLUTAR?

Não existe jeito certo de enlutar. Pessoas são singulares; as relações entre elas são complexas e, muitas vezes, ambíguas. É natural então que o luto – que marca uma transformação importante dessa relação (porém não o seu fim) – seja também absolutamente único, multifacetado e contraditório.

Meu luto, acho, teve um lugar doce. Chorei pouco. Não senti que a morte em si me doía tanto. Talvez seja porque os longos anos de adoecimento foram preparando o terreno interno para a despedida. Inclusive, preciso confessar que uma das sensações mais fortes no início foi o alívio. Mas teve também a maneira como minha mãe morreu. Aquele dia, cercado de respeito e pessoas queridas, me trouxe uma paz que perdurou muito além do momento em que seu coração parou de bater. Sabia que precisava deixá-la partir e ter conseguido fazer isso da melhor maneira possível me preencheu de amor. E foi a força desse amor que me acompanhou na digestão de outras dimensões dessa experiência.

Quando minha mãe morreu, Martim tinha 8 meses e as demandas de um bebê pequeno ocupavam boa parte do meu tempo. Dois meses depois, meu pai foi internado com uma pneumonia e também precisei estar ali para ele. Na época, eu também estava voltando a trabalhar de forma mais consistente, depois da minha "licença-maternidade". Sempre fui autônoma e meus horários no trabalho eram flexíveis. Essa configuração não aconteceu à toa, teve muita relação com o processo de adoecimento de meus pais: estruturei meu trabalho para que fosse desta maneira: flexível para que pudesse viver o que tinha elegido como minha prioridade. Para integrar a perda da minha mãe e também dar conta das tarefas necessárias de organizar suas coisas e memórias, essa flexibilidade me foi muito útil.

Consegui oferecer a mim tempo e espaço, dois ingredientes que considero fundamentais para digerir as emoções e acomodar as experiências que nos atravessam. Todos os dias eu fazia a minha yoga e, em cima do meu tapete, ficava em silêncio. Eu precisava do silêncio; precisava construir um espaço compassivo e sagrado para mim mesma. Lá visitava minhas gavetas. Com curiosidade, gentileza, abertura. Sentia algo no peito, na garganta. Ficava em contato com aquela sensação e uma emoção emergia. Depois se dissolvia. Havia alívio e serenidade em saber que minha mãe tinha morrido em paz, que havíamos feito tudo o que podíamos. Sentia que a preocupação e tensão se dissolviam e eu começava a me esvaziar.

Também acessava lugares mais dolorosos, relacionados à nossa história e às nossas feridas. Era como se eu estivesse acomodando dentro de mim o que deu tempo e o que não deu; os passos que conseguimos dar e os que não conseguimos. Também acomodava em mim o que havia significado para mim, filha, acompanhar minha mãe nessa jornada por tantos anos. Precisei criar um espaço para me relacionar com tudo o que eu havia deixado para trás.

O meu luto se manifestou, em grande medida, na esfera espiritual: fiquei muito reflexiva acerca de mim e do mundo. Eram ponderações silenciosas que quem estava à minha volta talvez não percebesse, mas eram reflexos deixados pela morte. Nesse sentido, muito mais do que emocional, cognitivo, físico ou social, o meu luto se expressava numa profunda revisão de valores. Mas, se pudesse acrescentar uma outra dimensão, falaria também do luto criativo ou artístico. Além de me sentir reavaliando muitas coisas de minha vida, percebi que meu processo de luto precisava ser externalizado através de inúmeras linguagens. Os lugares emocionais que eu visitava e as sensações que tinha em meu corpo precisavam ganhar forma e nome. Escrevi muito, dancei na sala, desenhei nas paredes. Reformar a casa que era de meus pais também fez parte desse processo de expressão do que eu vivia dentro. Como escreveu a autora Jan Warner, no livro *Grief Day by Day*,[5] "este é o trabalho do luto; construindo um novo lar e encontrando um lar no luto". Eu estava fazendo isso, literalmente. Tive que transformar duas casas em uma. Para mim, ter podido fazer isso foi extremamente terapêutico e engrandecedor.

Minha vida não parou para que eu vivesse meu luto, e é assim com todas as pessoas. No entanto, é preciso criar e receber espaço para se enlutar. Todos têm o direito de lamentar e se organizar após uma perda significativa e, idealmente, poderão fazer isso de forma que lhes faça sentido. É só quando damos espaço para que algo se manifeste que permitimos que ocorra a transformação.

O LUTO TEM FASES?

Na cultura popular, em blogs e matérias na imprensa, escutamos falar em "fases do luto", o que pode dar uma ideia errada de que enlutar-se é como jogar um videogame, em que começamos numa fase e, com esforço, habilidade e sorte, passamos para outras até chegar ao fim. Quem já viveu o processo sabe que não é assim que funciona. A maioria dos psicólogos e outros profissionais que trabalham com enlutados concorda. Então de onde surgiu essa ideia de fases do luto?

Nos anos 1960, Elisabeth Kübler-Ross, uma médica suíça radicada nos Estados Unidos, acompanhou centenas de pacientes passando pelas fases finais de uma doença grave e resolveu juntar as suas observações em um livro. Publicado em 1969, *Sobre a morte e o morrer*[6] se tornou um best-seller mundial. No livro, Kübler-Ross nomeia e descreve cinco estágios pelos quais as pessoas atravessam ao longo de um processo saudável de adoecimento e morte: negação, raiva, barganha, depressão e aceitação. Ela estava falando sobre os pacientes, ou seja, pessoas passando por um luto antecipatório, e não sobre quem está lidando com a morte de um ente querido. Mesmo assim, o modelo de Kübler-Ross conquistou o imaginário popular e as pessoas passaram a falar de cinco fases do luto. Criar esse molde nunca foi sua intenção e, vinte e cinco anos depois, ela e o especialista em luto David Kessler escreveram *On Grief and Grieving*,[7] em parte para esclarecer que o luto é um processo individual e complexo, para o qual não há fórmulas nem passo a passo.

O que eu posso dizer a partir da minha vivência é que os momentos de negação, raiva, tristeza e aceitação existem, mas não pareciam obedecer a nenhuma ordem fixa. Inclusive, eu podia visitar todos esses lugares num mesmo dia. Quando minha mãe morreu, não era só a ausência da Magdalena que eu precisava integrar dentro de mim, mas também o fato de que minha vida iria seguir, mesmo sem ela. As idas e vindas que observava em mim e nas pessoas que estavam à minha volta diziam respeito justamente ao processo de adaptação a essas duas realidades. Ora eu me relacionava com o vazio, ora com tudo que seguia existindo, apesar do vazio. A experiência do luto lembrava mais uma gangorra, com altos e baixos, do que uma escada, com degraus bem definidos.

Essa característica pendular foi reconhecida no final dos anos 1990 pelos holandeses Margaret Stroebe e Henk Schut, que desenvolveram o chamado modelo dual do luto. Eles descrevem duas orientações comuns de pessoas enlutadas: a orientação para a perda, que envolve revisitar as memórias e lidar com as emoções suscitadas pela morte, e a orientação para a restauração, que inclui a retomada de planos e projetos e a exploração de novas atividades. Isso significa que é normal e saudável o enlutado passar por momentos em que está muito investido no impacto da perda – lembrando da pessoa, falando ou escrevendo sobre o que aconteceu, sentindo a ausência, visitando o cemitério etc. –, e outros em que está mais focado na sua nova vida e identidade – criando novas rotinas, retomando a vida social, divertindo-se, tentando descobrir quem se tornou após a perda etc.

A imagem da gangorra desfaz esse mito de que é preciso primeiro viver a tristeza até a última gota para só depois olhar para o horizonte; ela normaliza manifestações que antes eram tidas como inadequadas, como quando alguém é tomado por uma alegria pouco tempo depois da perda ou quando chora copiosamente anos depois. Não há nada de errado com essas idas e vindas, pelo contrário: elas são naturais, esperadas, adaptativas.

DÁ PARA SUPERAR A MORTE DE QUEM AMAMOS?

O luto não é uma linha reta, tampouco tem ponto-final. Pelo menos essa é a visão de muitos especialistas e minha também sobre essa experiência de perder alguém que é insubstituível (e somos todos insubstituíveis). A noção de "superação" com toda sua conotação de "passar por cima" (atropelar) também não me parece muito interessante, embora muito difundida hoje em dia. Na ideia de superação está uma expectativa de atingir alguma resolução ou mesmo de apagar da memória, de "limpar o passado" e "seguir em frente". Nada disso me parece realista – nem desejável, francamente.

Mas isso não significa que o sofrimento agudo que experienciamos inicialmente continuará na mesma frequência e magnitude. Gosto muito da imagem que o Daniel, o médico paliativista que esteve conosco na hora da morte de minha mãe, desenhou para o meu pai em uma de suas consultas com ele. Ele fez um quadrado num papel e explicou assim:

"Olha, esse quadrado aqui é você. No começo do processo do luto é como se você e a sua dor fossem uma coisa só, tivessem o mesmo tamanho, ocupassem o mesmo espaço. Mas com o tempo, conforme você for digerindo e integrando essa experiência, a dor vai ficar cada vez menor, menor e menor. E aí você terá espaço para se ocupar de novo com outras coisas. No entanto, por mais que essa dor se torne cada vez menor e vá se tornando uma saudade, ela sempre existirá dentro de você de alguma maneira. E ela vai existir, justamente porque é através dela, desse espaço ocupado pela dor e pela saudade, que você visita todas as maravilhas que faziam parte desse vínculo. A dor e a saudade existem justamente porque você teve um vínculo significativo com alguém. Então luto não é uma coisa que a gente supera, que a gente vira a página, a gente esquece, mas é uma experiência que a gente acomoda dentro da gente."

Essa explicação trouxe conforto e alívio para nós dois; trouxe o entendimento de que não seria preciso superar a perda, mas sim aprender a conviver com ela. Aqueles sentimentos agudos que tocavam em todas as dimensões de nossas vidas iriam se transformar. Anos mais tarde, ouvi outra explicação para o mesmo fenômeno, que dizia que não é a dor que diminui, e sim o enlutado que se expande ao redor dela. No processo de assimilar e se adaptar à nova realidade, a gente cresce em recursos e sentidos. Também é uma imagem bonita.

COMO APOIAR UMA PESSOA ENLUTADA?

Diante de alguém enlutado, é comum não saber o que falar ou como agir. Em uma sociedade que lida mal com a finitude – negando, calando e invisibilizando a morte e o morrer –, não é nenhuma surpresa que, para a grande maioria das pessoas, o luto desperte desconforto. De fato, não é fácil testemunhar a tristeza e o desalento de quem a gente quer bem, sobretudo se estivermos alinhados com essa cultura da "positividade", que nos incentiva a evitar a tristeza a todo custo. Não se trata de fazer uma apologia ao sofrimento, longe disso, mas para apoiar, de verdade, uma pessoa enlutada é preciso suportar os lugares incômodos: a tristeza, a desesperança, os questionamentos sem respostas e o vazio.

É claro que o seu apoio vai depender de muitos fatores individuais: seu nível de intimidade, o contexto, o momento da interação e até mesmo sua experiência prévia com a morte e o luto. As pessoas e os contextos de cada perda são diferentes, mas o que é universal é o desejo de ser respeitado. Uma pessoa que está sofrendo porque alguém que ela ama morreu precisa do olhar empático e de sentir que o outro não está indiferente ao que ocorreu. Ela quer sentir que há uma rede de segurança ali, feita de pessoas empáticas e pacientes, que estarão dispostas a se relacionar com ela cientes das mudanças pelas quais está passando. Isso vale para pessoas próximas como parentes e amigos e também para o entorno: colegas e liderança no trabalho e demais pessoas que cruzam seus caminhos com certa frequência (professores, médicos, funcionários etc.). O que nenhum enlutado deseja é sentir-se isolado em sua dor.

Vejo bastante informação divulgada, na mídia e nas redes sociais, sobre "o que não dizer". Em geral, são falas que podem cair mal por terem implícitas cobranças ou expectativas sobre o que o enlutado deveria sentir ou fazer. Por exemplo: "Você *ainda* está triste?" ou "Mas você *já* vai voltar ao trabalho?". Há também aquelas frases que soam como tentativas de minimizar ou extrair algo positivo da situação, tipo "*Pelo menos* ela não sofreu por muito tempo" e "*Pelo menos* você pôde se despedir". É verdade que, do ponto de vista puramente objetivo, essas falas demonstram uma falta de disponibilidade para encontrar o outro no lugar confuso e inóspito em que ele se encontra. Por outro lado, na maioria dos casos, há boa intenção e carinho por trás das palavras, e isso tem enorme valor.

A partir de minha experiência e também do que conversei com outros enlutados, não são frases mirabolantes que trazem alívio e conforto. Estar presente é o que realmente faz diferença. Algumas pessoas não sabiam o que falar e me diziam exatamente isto: "Júlia, não sei bem o que dizer, mas estou aqui". Era o bastante. Algumas pessoas ficavam constrangidas em falar sobre meus pais, ou sobre os próprios pais, com receio de me magoar. Era ótimo quando perguntavam: "Você gosta de falar sobre seus pais?". E eu gostava muito de ouvir as pessoas contarem histórias da minha mãe ou simplesmente me falarem sobre como ela foi importante em suas vidas. Também foi muito bom ter amigos e parentes dispostos a me ajudar com as burocracias e tarefas de cunho prático.

Na dúvida sobre o que fazer, há sempre o espaço para perguntar "Como posso te ajudar?" ou afirmar "Estou aqui para você, para o que for preciso". Você não precisa (nem deve) eliminar a tristeza ou tirar a dor do enlutado, mas isso não significa que sua presença não traz alento. O maior presente que você pode dar a um enlutado é a sua atenção, seu afeto e sua escuta. Fique perto.

QUANDO SE PREOCUPAR E/OU BUSCAR AJUDA?

A essa altura, espero que esteja claro que o comportamento do enlutado muda – e talvez não da forma que a gente imagina –, já que a pessoa está acomodando uma grande transformação dentro de si. Por mais difícil que seja testemunhar esse processo, tentar abreviar ou anestesiar a dor (com antidepressivos, por exemplo) ou buscar medidas drásticas para resolver a vida da pessoa (como um substituto para aquele que partiu) pode fazer mais mal do que bem. Essas medidas, mesmo quando bem-intencionadas e aparentemente efetivas, tiram da pessoa a oportunidade de atravessar a experiência de forma ampla e, quem sabe, potencialmente transformadora. É bom lembrar que atalhos nem sempre nos levam aos melhores lugares.

Por outro lado, embora o caminho mais longo possa ser recompensador, muitas vezes a sensação de desamparo ou a desorganização interna é tão forte que será necessário buscar um suporte especializado. Assim como o parto, por mais que o corpo dê conta do recado na maioria das vezes, tem hora que é preciso intervir. O mesmo acontece no luto. Por mais que o processo seja natural e frequentemente suportado com os recursos internos da pessoa enlutada, às vezes faz-se necessário receber mais tempo, espaço, acolhimento e respeito.

Gabriela Casellato lembra que o que vai indicar que uma pessoa precisa de um acompanhamento especializado não é a duração do luto, nem mesmo a intensidade, mas como o processo se manifesta e se desenrola. Voltando ao modelo dual, se a pessoa estiver fazendo um movimento oscilatório – ora orientada para a perda, ora para a reconstrução –, mesmo que não esteja na velocidade que você considera "ideal", é provável que o processo esteja transcorrendo de forma saudável. Agora, se há um congelamento em uma das extremidades, se fixando na tristeza ou agindo como se nada houvesse acontecido, isso pode ser um sinal de que é hora de buscar ajuda.

Vale acrescentar que a busca por um acompanhamento especializado não precisa vir somente quando parecemos ter esgotado nossos recursos. Meu pai e eu, por exemplo, buscamos ajuda desde o começo, não porque estivéssemos congelados ou em apuros, mas porque fazia sentido para nós atravessar o processo com apoio de alguém que poderia nos escutar e nos acolher com a devida sensibilidade e conhecimento. Há situações que pedirão intervenções maiores, incluindo medicação, e isso deve ser avaliado por um especialista. Essa pessoa saberá avaliar e discernir o que pode ser considerado parte do processo e o que pode ser patológico. Recomendo fortemente buscar ajuda com um profissional que trabalhe especificamente com o luto, porque eles sabem, como ninguém, como oferecer suporte para esse processo tão delicado, especialmente no que diz respeito ao limite tênue entre "deixar sentir" e intervir. No Mapas do Cuidado, há uma lista de grupos especializados em luto que você pode consultar.

Enterrando a pessoa mais uma vez: trâmites legais e rastros virtuais

Depois que minha mãe morreu, senti alívio. Pensei: acabou. Mas não era bem assim. Guia do ITCMD. Certidão Negativa de Testamento. Certidão Negativa da Receita Federal e Procuradoria-Geral da Fazenda Nacional. Certidão Atualizada da matrícula de imóveis. Valor venal. Certidão de quitação de débitos condominiais. Extrato bancário da semana do falecimento. Documento do veículo. Espelho do saldo do FGTS. Óbito "de cujus". Junta comercial. Averbação do óbito. Tabelionato. Certidão do Colégio Notarial do Brasil. Declaração do ITR. Papel timbrado da instituição emitente. Certidão negativa.

Tudo isso constava num documento intitulado *Checklist do inventário*. Li aquela lista algumas vezes. A cada passada de olho, uma angústia. Depois de algumas tentativas, estava zonza. Não me considero uma pessoa limitada intelectualmente, mas minha sensação naquele momento era de ser burra, incapaz. A facilidade que eu sentia em navegar pelo mundo das emoções não existia nesse contexto mais pragmático. Eu não sabia nem mesmo por onde começar. Sentia-me completamente analfabeta diante das terminologias e miseravelmente paralisada diante da gigantesca lista de tarefas a cumprir. *Não vou conseguir*. Repeti essa frase para mim mesma sem parar, enquanto afundava num desespero horrível.

Eu não tinha dimensão alguma do que me aguardaria logo após a morte de minha mãe. E quando digo logo após é porque as burocracias da morte têm prazo estipulado para acontecer. Os parentes têm sessenta dias para darem entrada em diversos papéis. Se isso não for feito, ganha-se uma multa. Muita gente acaba pagando essas multas: em parte por desconhecimento, em parte porque quase ninguém consegue dar conta de cuidar de tantas coisas práticas no estado emocional característico desse momento pós-morte.

Descobri que fazer um inventário custava caro. São muitas taxas a pagar, documentos para procurar. Confesso que não me encontrava com a maior das disposições para encontrar documentos, ir a cartórios e bancos. Para mim, tudo isso foi um sufoco. Mas era inevitável. Acabamos contratando uma advogada para nos auxiliar e meu pai tocou mais essa parte, enquanto eu seguia com o cuidado com as memórias.

A experiência serviu para mim e para o meu pai nos prepararmos melhor para a nossa morte. O nome disso é "planejamento sucessório", e acho que muitas famílias se beneficiariam em fazê-lo. Inúmeros conflitos poderiam ser evitados (ou minimizados) se, antes da morte, os familiares mais próximos tomassem conhecimento de detalhes práticos como onde encontrar as senhas de banco, os números e detalhes das contas, contratos e documentos importantes, contatos de contadores e advogados etc. O tamanho do patrimônio e o destino de bens, bem como as preferências da pessoa, também são informações que, embora delicadas, podem poupar os herdeiros e parentes de brigas e disputas que não são apenas dolorosas, como também saem caro. Como sou filha única, não sou a melhor pessoa para falar dos desafios e das emoções difíceis que surgem na partilha de bens, mas todos conhecemos casos de irmãos que pararam de se falar ou de inventários que duram décadas, e isso me parece uma forma muito triste de manter viva a memória de um ente querido. Por isso, recomendo fortemente deixar o máximo possível resolvido antes de a pessoa falecer.

Durante a leitura do inventário, quatro meses depois da morte de minha mãe, tive a sensação de enterrá-la mais uma vez. Em cento e vinte dias não havia mais vestígios legais da Magdalena. CPF, RG, conta no banco, carro, casa. Ela não tem mais nada disso. Oficialmente, minha mãe deixou de existir. Por outro lado, hoje existe todo um rastro virtual deixado pela pessoa: suas contas nas redes sociais, por exemplo. Mesmo três anos depois de sua morte, minha mãe seguia recebendo parabéns nas redes sociais. Desejavam-lhe saúde, um ano maravilhoso, que continuasse brilhando. Algumas mensagens eu respondo: "Fulana, boa tarde. Sou Júlia, filha da Magdalena. Ela faleceu em 2018". Na rua, às vezes, encontro pessoas. "Júlia, quanto tempo! E sua mãe?" "Ela morreu." "Poxa, é mesmo?" "É mesmo." De certa forma, sigo enterrando a minha mãe até hoje.

Talvez esse processo tivesse sido menos desgastante se tivéssemos organizado algumas coisas previamente. Aqui vão algumas ideias do que pode ser feito (por todos nós) antes de morrermos para facilitar a vida de quem ficará encarregado das burocracias:

* Reunir contatos pertinentes, como funerária, cemitério/crematório, contadores, advogados, assim como todas as pessoas que precisam ser avisadas do falecimento.
* Fazer um testamento vital para registrar os desejos de fim de vida e dos ritos fúnebres.
* Estudar a possibilidade de fazer um plano funerário, que funciona com a mesma lógica de um seguro com pagamentos mensais e que se propõe a cobrir todos os custos oriundos de um falecimento. Outra possibilidade seria contratar um seguro de vida com assistência funerária.
* Fazer um planejamento sucessório para definir o destino do patrimônio e deixar os trâmites mais organizados.
* Reunir em uma pasta documentos referentes a contas, investimentos e bens.
* Definir o destino e quem será responsável pelo rastro digital – isto é, das contas em redes sociais, mensagens e áudios de WhatsApp, postagens em blogs etc. Elas devem ser apagadas ou mantidas (e por quanto tempo)? Quem cuidará delas? Os áudios que ficaram gravados poderão ser compartilhados após a morte?

Sejam quais forem as escolhas de cada um, o mais importante é conversar sobre elas. Assim, os desejos serão honrados e as inevitáveis burocracias e trâmites, menos pesados.

O cuidado com as memórias

Em *Sempre serei o teu abrigo*,[8] Valter Hugo Mãe escreve: "As pessoas abrigam-se umas nas outras. Mesmo ausentes, nossos abrigos existem. Estamos debaixo da memória". Quando uma pessoa próxima morre, isso se torna palpável, quase literal. São muitas memórias – físicas ou não – por todo lado: roupas, sapatos, objetos, documentos, cartas, fotos, lembranças, histórias, falas e ensinamentos que introjetamos.

Depois que minha mãe morreu, encontrei diversos tesouros em suas coisas – bilhetes, fotos, objetos, e comecei a reuni-los em um espaço físico: uma maletinha. Meses depois, em um curso sobre luto, descobri que reunir memórias é uma atividade feita com enlutados em alguns lugares do mundo. Constrói-se um álbum de lembranças ou uma caixa de memórias para onde o enlutado pode se voltar sempre que sentir saudades ou quando quiser revisitar de algum modo o que foi deixado por quem partiu. No processo de reunir esses objetos e lembranças, quem fica tem a oportunidade de perceber tudo aquilo que foi deixado por quem morreu e, de forma consciente, pode começar a contemplar sobre o que quer manter vivo em sua vida e o que quer deixar para trás.

Adentrei as gavetas de minha mãe com curiosidade, mas também com um respeito profundo. Tudo o que estava naquelas gavetas era sagrado; tinha uma razão de existir (e de ter sido guardado). Antes de abri-las, eu ficava um tempo em silêncio. Queria adentrar aquele espaço com reverência. Aquela escrivaninha com suas gavetas, aquelas cartas e bilhetes e objetos, eram a história de minha mãe. Continham e contavam seus passos, inquietações, constatações. Cada passo dado, seu passo possível, dentro de sua cultura e valores. Entrar ali, na sua intimidade, foi uma experiência profunda de contato com a vulnerabilidade e saí de lá com mais compaixão e apreço por minha mãe e, paradoxalmente, me senti ainda mais próxima dela.

Cuidar de suas memórias também despertou muitas reflexões: *O que desejo manter de minha mãe? O que não quero levar comigo?* Foi um exercício de olhar para sua história, suas crenças e valores, e me passar o bastão. Decidir: o que desejo levar adiante da minha mãe, quais chamas quero seguir alimentando e o que desejo deixar para trás?

O processo de olhar, tocar, organizar, descartar ou achar espaço para os objetos físicos de quem partiu pode ser difícil, intenso e também muito bonito, assim como o luto em si. São atos práticos e burocráticos, mas também íntimos e vulneráveis. Eu desejo que, ao encarar esse momento de cuidar das memórias da pessoa amada, você possa continuar descobrindo novas formas de se relacionar com ela – e com você mesmo.

***

O psicólogo junguiano Gustavo Barcellos tem um texto inspirador que fala sobre as gavetas, que ele entende como "um espaço de intimidade, pois é onde vai parar o que é íntimo". É, portanto, uma bela imagem para explorar psicologicamente. Para Barcellos, a mais preciosa das gavetas é a do coração, "onde estão guardadas as melhores e as piores emoções, as lembranças, os temores, os sonhos, as aspirações, os rancores, as histórias, as frustrações, as imagens e, mais que tudo, onde está guardado o próprio ritmo de nossa vida, a batida elétrica que nos mantém". O abrir e fechar das gavetas sugere a sístole e diástole do coração, com suas válvulas sempre a trabalhar, pulsando com sangue, vida e emoção. "Os movimentos de fechamento e abertura, fluxo e refluxo que o ritmo cardíaco nos impõe, encontra nas gavetas a sua mais perfeita tradução."

Assim como cada coração bate de um jeito, o pulsar do luto vai se manifestar de inúmeras maneiras. Mais do que superar a perda, o que se faz no processo é acomodar a ausência – e a presença – dentro de si. Encontrar gavetas sagradas onde a memória imortal da pessoa e toda potência de amor decorrente desse vínculo pode ser revisitada sempre que se quiser.

Percebi que, depois da morte da minha mãe, algumas coisas que fazia com ela, que aprendi com ela, ficaram mais fortes em mim. Minha mãe era muito agregadora. Gostava de reunir a família. Ouvir as pessoas. Desde que ela morreu, engraçado, passei a gostar de fazer isso mais e mais. E acho que de alguma maneira é uma forma de eu celebrá-la. De manter vivo em mim algo que eu admirava e gostava tanto nela. E de viver com ela.

Olhar para a falta de minha mãe – e também para tudo o que me deixou – me fez olhar para as ausências e presenças que haviam também dentro de mim. Olhar para tudo isso me trouxe mais consciência sobre o que deixamos para as pessoas, sobre nosso rastro no mundo. Passei a olhar com mais atenção para meu caminho. E desenvolver maior reverência e respeito pelo caminho dos que me rodeiam. E para o que eu queria deixar presente. E também ausente.

Minha mãe foi se acomodando dentro de mim, em um espaço sagrado que ora se resguarda, ora se abre para mim e para o mundo. Eu a percebo presente em meus valores e atos, me guiando em muitas decisões. O que vivemos juntas me constitui (verbo conjugado no presente), independentemente de sua presença física. Ela está comigo e sempre estará. Nossa relação – nada perfeita, mas muito verdadeira – me fez acreditar em mim, na vida e em nossa capacidade de lidar com o que nos acontece.

O coração contrai e se expande. O luto também é assim: às vezes repousa num cantinho da gente, às vezes toma todo o espaço que tem dentro de nós. O coração só para de trabalhar quando morremos. O luto também não tem fim; enquanto eu estiver viva, seguirei aprendendo a viver com (e sem) minha mãe.

Minha mãe sempre me impulsionou para o mundo, confiante na minha capacidade de lidar com o que a vida me trouxesse. Talvez esse tenha sido um de seus grandes legados: como ela, também acredito na capacidade das pessoas e na minha própria força. Embora sua morte tenha vindo com um nível de desamparo enorme, me senti e sigo me sentindo capaz de acomodar as emoções e visitar minhas gavetas.

Aprendi que se abrir para a própria sabedoria pode ser uma forma muito enriquecedora para atravessar o luto. Mas, para isso, é preciso coragem. E também suporte, tempo e espaço, algo que muitas vezes não nos é oferecido socialmente.

Por falar em social, para complexificar ainda mais o cenário, os lutos são plurais; se estamos lidando com uma perda importante, é certo que haverá outros enlutados do nosso lado. Esse é o tema do Capítulo 7.

Para aprofundar e se inspirar:

LIVROS

* *Luto por perdas não legitimadas na atualidade*, Gabriela Casellato (Summus Editorial, 2020)
* *O luto no século 21*, Maria Helena Pereira Franco (Summus Editorial, 2021)
* *De mãos dadas*, Cláudio Thebas e Alexandre Coimbra Amaral (Planeta, 2022)
* *Sempre serei o teu abrigo*, Valter Hugo Mãe (Biblioteca Azul, 2021)
* *Tudo bem não estar tudo bem*, Megan Devine (Sextante, 2021)

ARTIGO

* "A vertigem das gavetas", Gustavo Barcellos (Blog do autor)

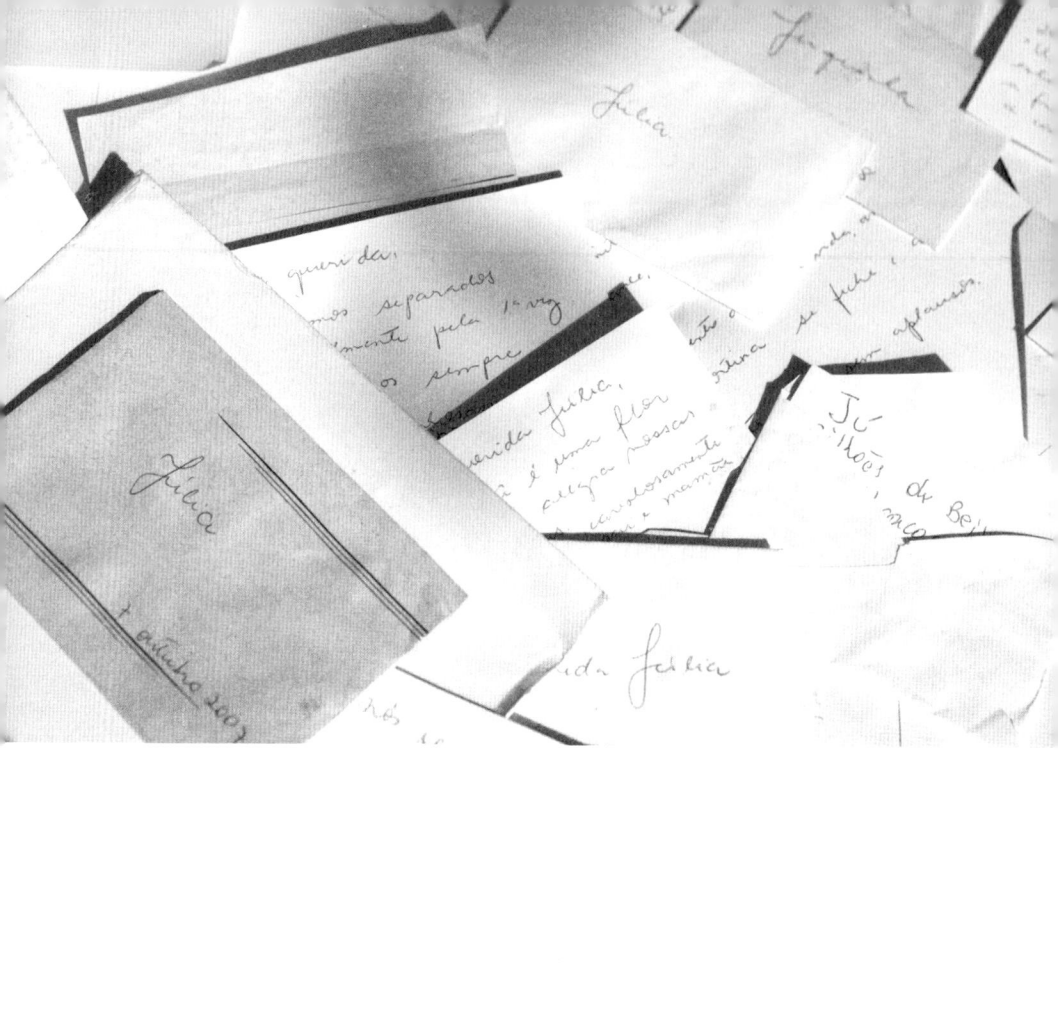

Capítulo 7

Vários lutos sob o mesmo teto

"Todos nascemos filhos de mil pais e de mais mil mães, e a solidão é sobretudo a incapacidade de ver qualquer pessoa como nos pertencendo, para que nos pertença de verdade e se gere um cuidado mútuo. Como se os nossos mil pais e mais as nossas mil mães coincidissem em parte, como se fôssemos por aí irmãos, irmãos uns dos outros. Somos o resultado de tanta gente, de tanta história, tão grandes sonhos que vão passando de pessoa a pessoa, que nunca estaremos sós."

Valter Hugo Mãe[1]

"O trabalho do luto é favorecido ou entravado, e sua evolução facilitada ou tornada perigosa de acordo com a forma como a sociedade em geral trata o enlutado."

Geoffrey Gorer[2]

1.

Dezoito de setembro de 2019. Faz um ano que minha mãe morreu. Um ano! Quantas coisas vivemos: eu, meu pai, Martim, Diogo e tantos outros. Meu pai, em especial, teve um ano difícil e também cheio de novos aprendizados. Mas sua saúde seguia piorando; passara por mais três internações nos últimos doze meses.

Na última passagem pelo hospital, em julho, eu havia conversado com Daniel:

"Quero saber um pouco o que esperar."

"Júlia, é difícil dizer, mas, pelo que já vimos em outros casos, a tendência é que seu pai comece a ser internado cada vez mais, até que precisaremos discutir até onde desejamos ir."

Entendi que o tempo com o meu pai estava se esgotando, e isso me fez mudar algumas atitudes. Parei de falar sobre seus hábitos alimentares e outras coisas do tipo. Eu e o Diogo tínhamos uma viagem marcada para o início de setembro e optamos por não a adiar. Deixamos o Martim aos cuidados do avô e da Edna, que trabalhava lá em casa na época, além de contar com o apoio de minha sogra.

Meu pai amou a responsabilidade de cuidar do neto; pensou em diversos programas, deu a ele dois pares de tênis (um azul e um branco), levou-o para o mercado – seu programa favorito havia décadas – quase diariamente. Fortaleceram ainda mais o vínculo especial que tinham. Na segunda noite, Martim acordou no meio da madrugada inconsolável, procurando por nós. Meu pai tentou acalmá-lo, mas um bebê de um ano e oito meses não tem como entender que mamãe e papai estão fora, mas voltam. Mesmo assim, lançou mão das armas de que dispunha: afeto, lanchinhos e, como última cartada, um desenho animado (algo inédito para o Martim). Até hoje, Mickey "Mau" e Vovô Ricardo são um tanto indissociáveis para ele.

Hoje é a missa em homenagem à minha mãe e vejo o meu pai com orgulho. O padre presta sua homenagem. Além de nós, há um casal completando cinquenta anos de casados. Meu pai sempre sonhou em celebrar as bodas de ouro com minha mãe. Era ele quem queria estar ali, com sua esposa, marcando um dia feliz. Ele não me diz isso, mas vejo uma lágrima escorrer de seus olhos durante a fala do padre. Depois da missa, meu pai, Martim, Diogo, minha prima Alice e eu saímos para comer uma pizza. Contamos histórias. Saímos de lá felizes.

A comida sempre foi um valor para o meu pai. Minha avó, Odette, mantinha a mesa farta, e ele herdou dela esse exagero. Era sempre tudo e muito. Travessas grandes, transbordando. Todos comendo até cansar. De tempos em tempos, minha avó fazia um almoço em sua casa e chamava crianças de rua, dizia meu pai, para comer. Esse gosto pela comida, por juntar pessoas à mesa, eu herdei deles e também tentava passar isso ao Martim.

Assim que voltei da viagem, em meados de setembro, puxei o meu pai para uma conversa séria (e um pouco irritada) sobre um hábito que ele começava a estabelecer:

"Pai, não dá mais para você levar o Martim ao mercado. O horário que você costuma ir é muito perto do almoço dele, ele quer comer tudo o que está no carrinho, aí perde a fome, passa o horário da soneca e chega irritado em casa. Se quiser, posso ir com vocês à tarde, depois da soneca dele. Desse jeito não tá legal."

Percebi que ele ficou chateado com minhas palavras. Meu pai sempre amou um mercado; escolher frutas, legumes e verduras era um passatempo prazeroso para ele. Andar pelos corredores, ver as novidades, ler um rótulo ou outro... No mercado ele se sentia feliz, útil, escolhendo com amor o alimento para sua família. E gostava de incluir o neto no programa.

Mas ele acatou o meu pedido. No dia 20 de setembro, ele foi com a Edna pegar o Martim na casa da amiguinha e, em respeito a mim, os deixou em casa antes de ir ao seu destino favorito.

"Edna, vou agora ao mercado para trocar essa melancia e já volto para almoçar."

Mas de lá ele não voltou. Aquele bendito supermercado, que ele frequentava dia sim, dia não, foi o seu último destino. A morte veio sem aviso. Um ataque cardíaco.

Edna e Martim foram as últimas pessoas da casa a vê-lo com vida.

2.

"Vovô morreu."
Era isso o que eu tinha que contar.
Você, Martim, um ano e oito meses, apaixonado pelo seu Bá.
Como falar isso para você?
Vinte de setembro. Morávamos juntos desde março.
Tabule, tamarindo, aquele beijo na cabeça.
Estou no supermercado.
O tênis.
A melancia.
As cervejas pelo chão.
Meu pai morreu. A cena mais bizarra,
horas depois, se tornou a mais bonita.
Pai.
Ainda está quente.
Respiro.
Falo em seu ouvido,
ajeito sua cabeça.
Toco o peito,
a testa,
os ombros
e volto para o peito.
Pai, obrigada. Obrigada por tudo.
Pode ir em paz. Pode ir tranquilo.
Mercado interditado.
Empacotador, caixa, gerente, polícia.
Um respeito profundo...
Uma humanidade sem igual.
"Quer uma cadeira? Uma água? Um abraço?"
Sinto o calor se dissipando, pouco a pouco...
Obrigada.
"A senhora já escolheu a roupa?"
"Será cremado ou enterrado?"

Nessa hora me lembro de uma palestra que falava sobre as noventa decisões de um funeral... deve ser mesmo em torno disso.
"E a coroa? Pode ser toda branca, branca e amarela... Temos essas opções de frases. Alguma preferência?"
Delegacia.
Atestado.
Funerária.
Como eu iria te contar?
Cabeça, corpo e coração transitando por tantos lugares.
Respiro.

Vou para casa, dou um passo, você escuta.
"Mamããããããããeeeeeeeee!!!"
O terno cinza, feito sob medida.
A camisa rosa de manga comprida.
Era vaidoso, tenho certeza de que se sentiria bonito.
Te vejo e sorrio.
"Brinca comigo?"
Olho nos seus olhinhos brilhantes:
"Martim, a mamãe já volta. A Tatá vai ficar com você. O Bá está precisando da mamãe."
Te dou um beijo na cabeça.
Como iria te contar?
Entro no carro, fecho os olhos e recorro às minhas ajudas.
"Gabriela, pode falar?"
"Erika, tem um minuto?"
"Di, o que você acha?"

Eu tinha um desejo e uma intuição. Queria te dar suporte para sentir o que quer que fosse. Queria que você tivesse a chance de se despedir. Queríamos, seu pai e eu, que você pudesse visitar a tristeza, a dor e a saudade, assim como desejamos que você viva inteiramente todas as alegrias e prazeres que a vida te trouxer.

Mergulho em mim.
Encontro meu silêncio.
Te escuto.
Fica mais claro como conduzir esse processo.
Para você.
E também para mim.
"Não quero coroa."

3.

Seis de outubro. Fui dormir, fechei os olhos e pensei: *Amanhã é meu aniversário.* Aos poucos, uma emoção. Na garganta, no peito, no meu esterno. *Pode vir, pode entrar.* Meu marido estava deitado ao meu lado.

"Di, tô com saudades dos meus pais."

Ele me deu a mão. Meus olhos fechados e agora molhados. Fiquei ali. Deitada. Respirando, sentindo, me abrindo para descobrir o que estava significando para mim viver meu primeiro aniversário sem aqueles que me deram o maior dos presentes, a vida. Um filme passando na minha cabeça.

"Ju, estou com você."

"Eu sei."

"Te amo."

Mãos dadas. Os olhos dele na TV, fone nos ouvidos e o coração cem por cento comigo. Sabedoria de quem sabe que naquele momento era "só" estar ao lado.

Fui teletransportada para minha infância. Era uma saudade daquelas malucas, que sentimos quando vamos dormir fora de casa pela primeira vez sem nossos pais. Não lembro quando foi. Cinco, sete anos talvez? Ou será que antes? Mas me lembro da sensação. Uma saudade difícil de explicar... Podia ligar para eles, me distrair com outras coisas, mas havia algo marcante que vinha através daquela ausência física que eu estava experimentando pela primeira vez. Era isso que eu estava sentindo.

Ausência.

Presença.

Eles tão, tão perto e ao mesmo tempo tão, tão longe.

Deitada em minha cama na véspera do meu primeiro aniversário sem meus pais, me dei conta de um vazio que se encontrava não exatamente no plano emocional. Era um vazio no nível do instinto. Era como se eu não tivesse mais para onde voltar. O lugar de amor incondicional que estava sempre disponível para mim não mais existia. Me senti sozinha e desamparada.

Não tenho mais uma casa para voltar.
Não tenho mais um porto seguro.
A ausência de testemunhas me faz falta.

Dormi sentindo vazio, mas acordei no dia 7 com o coração cheio. Havia tantas pessoas maravilhosas ao meu redor, tanta alegria e doçura, tanto amor e afeto. Eu tinha muitos motivos para comemorar. Sentia-me pronta para celebrar o meu aniversário.

No ano anterior, meu pai havia me presenteado com a tradicional orquídea. Pela primeira vez, não havia cartão. Minha mãe tinha morrido duas semanas antes, e era difícil para meu pai escrever qualquer coisa, eu sabia. Mas a orquídea rosa estava lá, repleta de significados. Neste ano não recebi a tradicional orquídea. Mas os cartões que eu havia ganhado nos últimos quinze anos estavam comigo. O de 2013, ano em que eu estava nos Estados Unidos, dizia: "Esse é seu primeiro aniversário que passamos separados, mas *estaremos sempre juntos*". Não tenho dúvidas de que seja verdade. Na missa de sétimo dia do meu pai, duas semanas antes do meu aniversário de 35 anos, senti os dois me abençoando. Sei que estão ao meu lado; em cima, embaixo e, sobretudo, dentro de mim. E que o amor que me deram irradia pelos meus poros a todo instante.

Comprei uma orquídea e me dei de presente.

4.

Martim se lembra do avô até hoje. Acho impressionante observar as marcas afetivas que um vínculo bem-feito feito pode trazer. São marcas sensoriais: ora ele lembra do avô através de uma música, de um gesto, ora quando vê o sofá onde ficavam juntos, vazio. O avô se faz presente nessa ausência e segue sendo fonte de afeto e amor. Como é lindo conversar com Martim sobre o avô e acompanhar seu entendimento sobre a vida.

Dia dos Pais se aproximando, saio para andar de bicicleta. Martim está na minha garupa. Enquanto atravessamos uma rua, ele pergunta:

"Mamãe, você não tem pai?"

A pergunta me pega de surpresa.

"Tenho, amor. O vovô Ricardo, lembra?"

"Nããããooo, mamããããe! O vovô Ricardo morreu!"

Um sol gostoso no nosso rosto...

"Verdade, amor. Ele morreu... mas sabia que, mesmo assim, ele continua sendo meu papai?"

"Não, mamãe. Ele não está mais aqui. Temos que encontrar um outro pai para você."

E empolgado, como se tivesse adentrado uma nave espacial, grita bem alto enquanto o vento gelado balança seus cabelos:

"Vamos, mamãe! Vamos procurar!"

Embarco na viagem.

"Vamos, marujo. Onde você quer procurar?"

"Na nossa casa!"

"Na nossa casa? E quem você acha que seria um bom papai para mim?"

E, mais empolgado ainda, ele responde:

"O meu papai!!! O papai Diogo poderia ser o seu pai!"

"Uau, que interessante a sua ideia! O papai Diogo é mesmo incrível. E eu seria muito sortuda!"

Andamos mais um pouco.

"Martim, mas sabia que, se o papai Diogo fosse meu pai, aí eu seria sua irmã? Já pensou que maluquice?!"

Ele dá risada.

"Ah não, mamãe... Isso eu não quero! Eu quero que você seja minha mãe pra sempre, não minha irmã!"

"Ah, Martim... Eu também prefiro assim. Quero ser sua mamãe para sempre, sempre, sempre!"

"Isso. E eu sou seu filho!"

Dali a alguns metros, uma nova pergunta:

"Mamãe, você não tem mãe?"

"Tenho, amor. A vovó Magdalena!"

Um breve silêncio...

"Aaaaaaahhhh... Ela é sua mamãe pra sempre?"

E foi assim que, no dia 1º de agosto de 2021, Martim descobriu que há coisas que são pra sempre, sempre, sempre.

***

Pesquisas mostram que, quando alguém morre, entre quatro e onze pessoas são impactadas pela perda. É uma estimativa conservadora, a meu ver, que leva em consideração apenas os vínculos consanguíneos, como se os parentes imediatos fossem os únicos a sentir a morte de alguém. Sabemos que vínculos afetivos vão muito além do círculo familiar e, como já vimos, onde há vínculo, há luto. Alguns lutos são tão legitimados que a pessoa ganha até uma nova identidade (viúvo, órfão), enquanto outros ficam mais encobertos, nebulosos, como o luto das crianças e do círculo social mais amplo (colegas de trabalho, empregados domésticos etc.).

Cada pessoa terá os seus desafios e vivências. E, por mais que a elaboração de uma perda seja interna e individual, a experiência de atravessar pelo luto acontece na vida real – ou seja, em sociedade, em constante contato com outros. Além de buscarmos conexões para amenizar o sofrimento inerente ao processo, também esbarramos no luto alheio, com suas particularidades enigmáticas e, às vezes, muito divergentes da nossa. No caso da perda de um pai ou de uma mãe idosa, por exemplo, é provável que tenhamos que atravessar o nosso luto e também nos entender com nossos irmãos, filhos e cônjuges que também estão reagindo e se entendendo com suas perdas. Como podemos nos apoiar mutuamente nesse processo? Quais passos podemos tomar em direção do outro, respeitando o seu ritmo e sua resposta individual a essa perda?

Quando falo em vários lutos sob o mesmo teto, estou falando nesse sentido literal – de pessoas diferentes passando pelo processo em conexão com outras –, mas também das muitas dimensões dessa elaboração acontecendo na mesma pessoa. Meu pai morreu um ano depois da minha mãe, e em circunstâncias muito diferentes. Foi difícil, por exemplo, não comparar o falecimento dos dois. Enquanto tive a oportunidade de criar um espaço sagrado para me despedir da minha mãe, a morte do meu pai foi um susto. Nossa despedida nos foi roubada; ele morreu sozinho, de repente, sem aviso prévio. Não estava com estranhos – afinal, era um velho conhecido de quem trabalhava lá no mercado –, mas a filha, o neto, o genro não puderam dizer "tchau".

Diante de tantas expectativas quebradas, precisei me abrir para novas possibilidades perante as circunstâncias e aceitar que um novo processo de luto se iniciava. Como ritualizar sua partida e me despedir dele com sentido? Os gestos que foram tão marcantes na morte da minha mãe – vestir e maquiar, encomendar uma canção das amigas – não fariam o menor sentido agora. Ao mesmo tempo que lidava com o susto, a burocracia e as reações alheias, procurei me conectar com o meu pai, com sua história, com a nossa conexão e com a criatividade, um dos valores que aprendi com ele. Aos poucos vislumbrei um caminho cheio de significado: vou cozinhar. Preparar comidas das quais ele gostava. Para o velório, fiz um arranjo de flores, enfeitei a mesa com uma toalha de minha casa e coloquei frutas, homus, cenouras, torradinhas e sucos. No canto da mesa, a mensagem: "Meu pai tinha uma relação especial com as frutas e com a cozinha e adorava uma mesa farta. Sirva-se! Aqui tem um pouco do amor e da vida que ele nos deixou".

Mortes, despedidas e rituais diferentes. Lutos distintos. Pessoas diferentes afetadas, cada uma com suas particularidades. Não dá para entregar receitas de bolo quando o tema é luto, mas nas páginas a seguir quero falar sobre alguns padrões que podem ser observados em contextos específicos: orfandade, viuvez, o luto infantil e os lutos não reconhecidos. A ideia não é prescrever, mas lançar luz sobre como esses lutos costumam ou podem transcorrer – e como se relacionar com empatia e construir conexões genuínas com quem se encontra nesse processo.

A morte é um fato inescapável. Quando acontece, afeta muito mais do que quatro a onze pessoas. Todos nós viveremos lutos em nossa vida e também cuidaremos de alguém enlutado (provavelmente ao mesmo tempo). O luto deveria ser uma questão de saúde pública. Enquanto não é, vamos cuidar do nosso luto e dos lutos dos outros com toda a gentileza, respeito e criatividade que essa fase merece. Espero que o texto a seguir contribua para isso.

Lutos, no plural

Quando alguém morre, as perdas são sentidas em várias camadas. Do ponto de vista individual, há uma perda de identidade, de sonhos ou expectativas e de aspectos bem práticos e concretos também. Do ponto de vista familiar e social, as perdas implicam mudanças nas relações de quem ficou e na construção de novas configurações, bem como de uma narrativa sobre quem partiu. Isso é especialmente verdade quando morre alguém muito próximo: pai, mãe, cônjuge, um parente muito próximo. As expressões do luto são múltiplas e altamente individuais, mas juntei abaixo algumas histórias, diretrizes e referências que podem servir de apoio para você que passa por algo semelhante ou precisa acolher alguém enlutado.

Orfandade

Depois do velório de meu pai, uma pessoa virou para mim e disse: "Nossa, Ju, acabei de me dar conta: você agora é órfã!". Na hora, achei superestranho; não me reconhecia como tal. Órfão para mim era quem nunca teve pai e mãe, e eu tive. Mas, semanas depois, antes de dormir, me deparei com uma nova sensação em meu corpo, que eu não sabia ao certo nomear. Não era tristeza, não era vazio. Parecia vir de um lugar mais profundo que a emoção. Era primitivo. Foi então que ficou claro: o que eu sentia vinha do campo do instinto. Eu não tinha mais para onde voltar. Era como se eu estivesse desamparada, sozinha no mundo. Me descobri, então, órfã.

Por mais que a despedida e o luto estivessem transcorrendo de forma até suave, havia também esta constatação: minha família de origem acabara. Sim, eu tinha construído uma família amorosa e bonita com Diogo e Martim, mas a minha base original já não existia mais. Segundo a teoria do apego, desenvolvida pelo psiquiatra inglês John Bowlby, os seres humanos nascem com uma necessidade primordial de criar vínculos com seus cuidadores, a fim de ter uma base segura sem a qual não conseguem crescer, se desenvolver e enfrentar os desafios da vida de forma saudável. Em condições típicas, o bebê se vincula a seus cuidadores primários: mãe, pai, avó ou quem quer que esteja ali, dia após dia, se debruçando sobre seus cuidados. E, a partir da certeza de que esses adultos estarão sempre ali, prontos para ampará-lo, o bebê ganha confiança para explorar o mundo, se aventurando e ampliando cada vez mais a sua esfera de atuação. Quando tropeça, se machuca ou sofre algum revés, pode buscar conforto junto a seus cuidadores primários. Para mim, esses cuidadores foram Magdalena e José Ricardo.

Como seria, agora, viver sem essa base segura?

Sem as minhas raízes, sentia que morria também uma parte de minha história. Acredito que essa sensação tenha se agravado pelo fato de eu não ter irmãos. Não tinha mais cúmplices da minha infância, da minha adolescência. Quem poderia me ajudar a validar minhas memórias, lembrar o nome da minha primeira professora ou daquela receita que sempre me fazia sentir cuidada? Quem contaria histórias de nossa família para o Martim? Em *Lili: novela de um luto*,[3] um relato sobre a perda da mãe, Noemi Jaffe escreve que "se costuma dizer que a pessoa morta deixa parte dela com quem fica, mas nos esquecemos de pensar que ela também leva consigo uma parte nossa". Essa sensação de ter sido parcialmente enterrada com os meus pais me acompanhou por algum tempo, em momentos completamente aleatórios.

Um dia, percebi que eu não tinha que mandar mensagem para mais ninguém: *Filha, avise quando chegar.* Não precisava mais. Não sei dizer quantas vezes tive o impulso de pegar o celular para contar a eles alguma novidade fofa sobre o Martim. *Mãe, hoje ele deu o primeiro passo! Comeu brócolis! Gargalhou! Falou "papai"!* A mão chegava a desbloquear a tela para compartilhar aquele instante, sem pensar. Quando eu olhava para o aparelho, me dava conta: eles morreram. Era como se o corpo não tivesse entendido, ainda, essa ausência. Esse descompasso me acompanhou nos primeiros meses, até que percebi que todas as minhas camadas sabiam: meus pais não estão mais aqui.

A experiência de perder os meus pais mexia no meu passado e no meu presente, mas também no meu futuro. Eu precisava seguir; não havia jeito melhor de honrá-los do que ser fiel ao meu próprio caminho. Essa constatação me fez viver uma segunda despedida. Por mais que eles estivessem mortos, me sentia ainda agarrada a muitas coisas que vivemos juntos. Percebi que o que eu elaborava naquele momento não se tratava (somente) da morte de meus pais, mas da vida que havíamos compartilhado: nossos lugares difíceis, o que havia ficado inconcluso e também o que aqueles doze anos acompanhando o processo de adoecimento dos dois haviam representado para mim.

Quem me tornei com tudo isso?
Para onde fui e para onde estou indo?
O que ficou no caminho?

Para realmente seguir em frente, eu precisaria fazer as pazes com nossa história: entender que cada um de nós deu seu passo possível, com a consciência e recursos de que dispunha; que cada um cumpriu o seu caminho e que há uma ordem maior que nos governa. No início da saga das burocracias, descobri que meu pai havia pegado dois empréstimos no banco uma semana antes da morte de minha mãe. Eu não pude acreditar. *Por quê? O que o levou a tomar essa atitude?* Havíamos acabado de quitar todas as dívidas. Todas. Inclusive, libertar-se delas era um dos maiores desejos da minha mãe e ambos haviam se empenhado muito para isso. Ela estava tão aliviada... Passei meses indo para a frente e para trás nos acontecimentos, tentando montar um quebra-cabeça cujas peças eu jamais completaria. Meu pai não estava lá para me explicar o porquê de sua atitude; minha mãe não estava mais presente para que eu pudesse desabafar. Senti tanta coisa naquele momento: solidão, tristeza, medo, desespero. *E agora, o que farei com essa dívida? E o que eu faço com tudo que a nossa relação ainda desperta em mim – muito amor, sem dúvida, mas também raiva e incompreensão?* Nessa época, me lembrei muito daquela famosa frase de Nelson Mandela: "Quando eu saí em direção ao portão que me levaria à liberdade, eu sabia que, se não deixasse minha amargura e meu ódio para trás, eu ainda estaria na prisão".

O impulso por me abrir à vida e seguir o meu caminho veio acompanhado por certa hesitação. *Ao buscar a minha felicidade, estaria traindo meus pais?* Eu sabia que esse pensamento não fazia sentido, mas, ainda assim, uma culpa sutil se insinuava de vez em quando. Era como se uma lealdade aos dois tivesse que ser rompida para eu poder construir a minha história. Os planos que eles não tiveram tempo de concluir não eram meus para cumprir. Era hora de entregar aos meus pais tudo aquilo que era deles e me apropriar do que era meu. Mais uma vez, um lembrete sobre os pratos do dar e do receber. Quero que meus pais sejam livres, assim como meu filho. Assim como eu.

Aquela sensação de desamparo que experimentei no nível de instinto foi perdendo força. Além de haver o impulso inexorável para novos projetos e desafios, à medida que fui fortalecendo laços com outras pessoas, encontrei abrigo em outros lugares, outros olhares. Aos poucos, também formamos uma nova rede de apoio para nos amparar na educação do Martim. Não se tratava de substituir meus pais, mas de descobrir que outras pessoas poderiam ocupar o lugar de proteção, de torcida incondicional e afeto que eles simbolizavam. Os valores que os dois me deixaram, as tantas coisas que vivemos juntos, se transformaram em chão firme e hoje também me amparam. Passado um certo tempo, eu não estava mais tão devotada a pensar em minha mãe ou em meu pai. Isso não representava um esquecimento; apenas que, com a experiência toda acomodada dentro de mim, minhas energias estavam mais conectadas com outros aspectos da minha vida. E foi preciso me permitir ser feliz, sorrir, criar, sonhar, mesmo sem aqueles que me deram a vida e que amarei para sempre.

Que boa surpresa descobrir que base segura e vínculos transcendem a morte.

Viuvez

No livro *O ano do pensamento mágico*,[4] a escritora Joan Didion descreve a difícil experiência de perder o marido subitamente, vítima de um ataque cardíaco fatal. Ela diz: "Casamento não é apenas tempo: também é, paradoxalmente, a negação do tempo. Durante quarenta anos, vi a mim mesma através dos olhos do John. Não envelheci. Este ano, pela primeira vez desde que tinha 29 anos, eu me vi através dos olhos dos outros". Perder um companheiro de vida é ser subitamente convidado a se olhar no espelho e enxergar não apenas o presente, como também o passado e o futuro.

Que vida construí para mim?
Fui fiel a mim mesmo?
Dei mais do que recebi?
Quem sou eu, agora?
O caminho que sigo faz sentido?
E agora, o que fazer da minha vida?

Os sentimentos decorrentes dessa perda podem ser inúmeros: tristeza e solidão, mas também alívio e liberdade, culpa e medo. A viuvez pode ser tida como castigo, destino ou mesmo sorte. Há quem se isole em sofrimento, paralisado com a perda de sentido, e quem se liberte para construir uma vida mais alinhada com o que sempre quis. Algumas pessoas perdem as referências a ponto de descuidar da saúde – física e emocional. Outros simplesmente seguem em frente, como sempre fizeram. Do ponto de vista relacional, há aqueles que buscam um novo amor. Para tapar o buraco. Para começar uma fase nova. Há quem busque ajuda para atravessar as mudanças – em pessoas, lugares, no álcool. Há quem tenha muitos amigos e parentes para lhe fazer companhia; outros ficam, de fato, sozinhos. Em casos de famílias com filhos que ainda dependem de cuidados, além do choque e da nova identidade de viúvo ou viúva, a pessoa enlutada precisa assumir uma nova função: a de pai/mãe solo. Para além do peso emocional da viuvez, há mudanças práticas e financeiras impactantes. Há quem usufrua de uma herança, mas também quem se desespere com dívidas e rastros financeiros nada agradáveis.

Em termos estatísticos, em casais heteronormativos, é mais comum que homens morram primeiro e, portanto, há mais viúvas do que viúvos. A razão não parece estar na saúde mais frágil dos homens, mas possivelmente em um estilo de vida menos inclinado ao cuidado e ao tabu de buscar ajuda quando necessário, ambos mais relacionados ao estereótipo do masculino. Homens tendem a deixar a corda esticar até quase arrebentar e, como consequência, são menos longevos. De certa forma, meu pai se encaixava nesse estereótipo. No entanto, minha mãe não obedeceu às estatísticas nem às fantasias dele. Morreu primeiro. Sem saber, talvez tenha dado a ele um grande presente.

A vida que meu pai conhecia terminou quando sua companheira de quase cinco décadas deu seu último suspiro. Ele jamais imaginou ficar viúvo. Quando isso aconteceu, sentiu-se traído pelo destino, perdeu seu chão. Seu senso de utilidade, já abalado havia algum tempo com a parcial aposentadoria, e agora agravado com a ausência da minha mãe, ruiu, deixando-o totalmente perdido. No futuro, via um abismo ou, na melhor das hipóteses, uma grande neblina. Não sabia exatamente que programas gostava de fazer, que lugares frequentar; sentia-se manco, sem uma parte de si. Diante do vazio, a primeira coisa que buscou foi preenchê-lo: "Filha, vem morar comigo?".

Ao ter o pedido negado e com bastante apoio (meu, do Diogo, dos amigos e de outras tantas pessoas), ele se abriu para realmente sentir e viver o desconforto. Surpreendeu-se ao perceber que havia ao seu redor muito afeto e acolhimento. Foi uma quebra de paradigmas: se ver digno de amor sem precisar ser um super-herói. Sendo o mais velho de quatro irmãos, meu pai acreditava ter de ser sempre o mais forte, o mais bem-sucedido, o porto seguro dos outros três irmãos. A viuvez foi, talvez, a experiência que o fez mais vulnerável, uma condição que nunca quis visitar. Talvez porque não tinha muito mais a perder, conseguiu fazer diferente.

Durante o processo de descoberta de uma nova identidade, meu pai foi tomado por grande ansiedade: ouviu que viúvos que não se casam morrem no prazo de dois anos. Há diversos estudos que buscam relacionar a viuvez com a morte, mas não há consenso entre os especialistas. O fator de risco para a saúde de um viúvo não é a perda do cônjuge em si, mas o isolamento em decorrência dela. Mesmo assim, o meu pai passou a buscar uma nova companheira. Oscilava entre a culpa e também a excitação em estar vivendo isso de novo depois de cinquenta anos. Vivi cenas com meu pai que jamais imaginaria, como ajudá-lo a escrever uma mensagem para convidar uma mulher para sair. "A mamãe ficaria orgulhosa de você, pai!" De fato, eu achava que ficaria. Meu pai estava com o coração partido, mas tentava se mover e isso era admirável.

Esse impulso por novas companhias manifestado por meu pai, mas também presente em tantos outros viúvos e viúvas, reflete, no fundo, algo essencialmente humano: a necessidade de estabelecer conexões e laços afetivos. Uma das mais extensas pesquisas longitudinais, o *Harvard Study of Adult Development*,[5] iniciado em 1938, acompanhou alunos da universidade até a terceira idade para descobrir o que torna as pessoas mais felizes e saudáveis. Bens materiais, fama, dinheiro? Nada disso. O que realmente importa são as conexões humanas. O psiquiatra George Vailliant, líder do estudo por mais de trinta anos (entre 1972 e 2004), disse: "Quando o estudo começou, ninguém ligava para empatia ou vínculo. Mas a chave para um envelhecimento saudável está toda nos relacionamentos". A busca por um novo amor nada mais é do que uma confirmação dessa verdade, embora interpretada de uma forma bem estreita.

Viúvos e viúvas não *precisam* de novos casamentos ou parceiros amorosos. No entanto, o que recomendam os especialistas é fortalecer o suporte social, que é fundamental para o bem-estar e protetivo da saúde física e mental. Pode ser interessante ficar atento ao viúvo, sobretudo passados alguns meses da perda, já que os amigos e a família tendem a se fazer muito presentes nos primeiros momentos após a morte, mas, passado um tempo, voltam à rotina normal. O suporte social se manifesta através do convívio com amigos, familiares, mas também pode vir através da participação de atividades em grupo, comunidades como igrejas, trabalho voluntário etc. Como o ânimo costuma ficar abalado e as perspectivas contraídas após a morte do cônjuge, é de se esperar que essa socialização seja desafiadora.

No início, meu pai sentia-se muito desconfortável em sair com a sua turma de amigos; enquanto todos estavam com suas companheiras, ele estava sozinho. "Estou segurando vela", ele me dizia. No entanto, seus amigos foram muito amorosos e gentilmente insistentes: os convites para sair não cessaram. Com o tempo, meu pai relaxou dentro dessa nova condição, deixando de se sentir um estranho no ninho. Aprendeu que não precisava estar casado ou acompanhado de uma mulher para fazer parte do seu círculo de amigos.

Assim como Didion, meu pai precisou aprender a se ver através de outros olhos. Sofreu uma perda profunda e, com suporte e esforço, teve de experimentar novas formas de ser. Oscilando entre a tristeza pela perda, o medo do desconhecido e a curiosidade pelo novo, foi dando seus passos: matriculou-se em uma escola de dança, sentiu-se animado e por vezes ridículo; passou a frequentar um grupo espiritual e fazer uma terapia especializada em luto. Um dia decidiu tirar a barba e a aliança, mas quis manter a escova de dentes da minha mãe no banheiro. Um passo depois do outro, respeitando seu ritmo, meu pai seguia. E a viuvez, embora sentida com muita tristeza, foi se tornando uma identidade menos assustadora.

Luto infantil

Será que uma criança é capaz de lidar de forma saudável com a morte? Muita gente acha que não e acaba optando por "blindá-la" dessa realidade. No entanto, a relação com a finitude acompanha a nossa vida desde o nascimento: quando presenciamos o dia e a noite; quando um brinquedo quebra e não tem conserto; quando desejamos algo e não conseguimos; quando a mãe, antes tão disponível, passa a trabalhar fora, e por aí vai. Todas essas experiências marcam rupturas e, de alguma maneira, começam a apresentar à criança informações importantes sobre a natureza da vida: que as coisas têm fim e/ou se transformam. Mais cedo ou mais tarde, ela provavelmente se defrontará também com a perda de alguém querido: um animal de estimação, um avô ou avó e, por vezes, pessoas menos "esperadas", como pai, mãe ou um amiguinho.

Será que a melhor forma de ajudá-la nesse processo é evitando o assunto?

Como já vimos, o silêncio tende a aumentar ainda mais a sensação de solidão e angústia relacionada à perda. Mas, se ignorar o assunto não é a solução, o que fazer?

São vários os caminhos possíveis e, certamente, o que você escolher vai depender da idade da criança, da personalidade dela, do vínculo que tinha com quem partiu e das circunstâncias em que se encontra. Quando meu pai morreu e me dei conta de que, além de sentir muitas coisas e resolver muitas questões até o velório e enterro, ainda teria que amadurecer como dar a notícia para o Martim, acionei algumas ajudas: liguei para duas psicólogas especializadas em luto: Gabriela Casellato e Erika Pallottino. Eu tinha uma intuição de como gostaria de conduzir o processo, mas foi muito bom conversar com as duas para me sentir segura, para entender também o que esperar.

O texto a seguir é baseado, portanto, em algumas de suas orientações e das pesquisas que fiz para este livro, bem como na minha própria experiência.

COMO FALAR COM AS CRIANÇAS SOBRE A MORTE?

No livro *Talking about Death: A Dialogue between Parent and Child*,[6] o rabino Earl Grollman, que se especializou no aconselhamento de enlutados, recomenda que crianças sejam incluídas nos rituais e elaborações da morte. Segundo ele, "crianças que podem participar com suas famílias após a morte de uma pessoa amada estarão mais bem equipadas a compreender e manejar as emoções do seu luto". Quando Grollman tinha 14 anos, sua avó morreu e ele não foi incluído nos ritos fúnebres; o consenso, na época, era de que a morte não era assunto de criança. Infelizmente, quase um século se passou e parece que pouco mudou. Para ele, "a morte é um processo universal e inevitável e deve ser enfrentada por pessoas de todas as idades" e, para tanto, precisa haver respeito e disponibilidade para conversas francas.

Antigamente, era comum falar que os bebês eram trazidos por cegonhas, um discurso que revela uma recusa em falar sobre sexo com crianças. O mesmo acontece quando o assunto é morte. *Ele partiu; foi viajar; virou estrelinha*. O problema de usar eufemismos é que, dependendo da idade, a criança não consegue distinguir fantasia de realidade e determinadas imagens podem gerar mais confusão do que de fato ajudar. Já ouvi histórias de filhos que perderam um dos pais e que ficaram fixados na ideia de viajar de avião para ver se conseguiriam encontrá-lo.

De forma geral, a opção por desviar dos assuntos parte mais da inabilidade dos adultos em sustentarem o tema do que de uma incapacidade da criança de se defrontar sobre o que aconteceu. Evitar falar sobre algo que está acontecendo ou já aconteceu gera ansiedade, e não conforto. Para Grollman,[7] "a mais dura realidade é melhor do que a incerteza". Portanto, é melhor falar a verdade, usar palavras claras e apropriadas (que a criança já conhece) e, a partir disso, ficar disponível para suas perguntas e atenta a suas reações. Foi o que optamos por fazer com o Martim.

Mas, conforme ele foi crescendo, nosso filho entrou em contato com outras versões sobre o que havia acontecido. "O papai do céu escolheu o Vovô Ricardo para ficar com ele." "Martim, seu avô virou uma estrela, sabia? Um dia ele vai nascer de novo!" Chegou um momento em que percebi que Martim estava confuso sobre o tema – e eu um pouco (para não dizer bastante) angustiada sobre como agir. Me dei conta de que não seria possível controlar o que crianças na escola, professores e mesmos nossos parentes e outros adultos diriam a ele sobre o assunto. Diante dessa situação, percebi que um bom caminho seria, mais uma vez, a honestidade. Eu disse: "Martim, no fundo, no fundo, ninguém sabe exatamente o que acontece depois da morte. E, quando a gente fala sobre algo que a gente não conhece e nunca viveu, nós fazemos uso da nossa imaginação. Cada um acredita em uma coisa diferente, cada um vai encontrando uma explicação diferente. E você também pode fazer isso. Você também pode imaginar o que quiser e acreditar no que fizer mais sentido para você. O que você acha que aconteceu com o vovô depois que ele morreu? Onde você imagina que ele está?". Foi um ponto de partida para uma ótima conversa.

INCLUIR OU NÃO A CRIANÇA NOS RITOS FÚNEBRES?

As pessoas adoram definir o que é ou não "lugar de criança". Sala pode, cozinha não. Parque pode, barzinho não. Igreja pode, cemitério não. Essas regras são culturais e revelam mais sobre preconceitos e tabus do que sobre como aquela criança vai, de fato, reagir ao entorno. Grollman mantém que a participação em ritos fúnebres pode ajudar as crianças a concretizarem a perda de alguém próximo. Ele recomenda prepará-las para a experiência – onde será, como é a cerimônia, quem estará lá etc.– e reforçar como pode ser um ritual bonito e valioso para a família. No entanto, adverte que as crianças nunca deveriam ser obrigadas a ir.

Quando o meu pai morreu, sem ter podido se despedir, senti que seria bom para toda a família vê-lo uma última vez. No entanto, era claro para mim que a participação de Martim no velório do avô não se tratava somente da nossa vontade (minha e do Diogo). Perguntei: "Martim, você quer se despedir do vovô?". Ele disse que sim. Mas querer não era o bastante. Também havia outra variável: como ele reagiria no momento. Será que as circunstâncias permitiriam que ele ficasse bem ali, num lugar estranho com tanta gente? Caminhei para aquele velório sem muitas certezas. Tinha clareza da nossa intenção, mas procurei controlar as expectativas e não me fixar no plano; queria me manter aberta ao imprevisível, àquilo que a vida – sempre em movimento – nos reservaria.

A primeira tentativa de levá-lo ao velório não deu certo. Havia muita gente e Martim se assustou. Achei que teríamos que pensar num outro caminho. Uma hora depois, uma parede do túmulo de meu pai desmoronou, o horário do enterro foi postergado e, com a saída de grande parte das pessoas para almoçar, conseguimos privacidade e calma para promover o encontro e a despedida entre neto e avô. Desenhamos na sala onde estava o caixão, Martim comeu as comidas que preparei, ele viu o avô por poucos segundos e seguiu desenhando. Assim como acontece com os adultos, talvez, a ficha não caiu para ele ali, mas gosto de acreditar que esse último contato foi uma forma suave de iniciar o processo de elaboração da ausência/presença do avô.

O QUE ESPERAR DO COMPORTAMENTO DA CRIANÇA?

É importante saber que, assim como acontece com adultos, digerir uma notícia de perda não será da noite para o dia. Para ter uma compreensão madura sobre o que é a morte, a criança precisa antes entender três conceitos:

* Não funcionalidade (por exemplo, quando algo estraga, para de funcionar);
* Irreversibilidade (quando morre, não há volta);
* Universalidade (tudo que é vivo um dia vai morrer).

Esse amadurecimento virá com o tempo. Quando contamos a morte ou conversamos sobre ela com crianças, é comum ouvirmos perguntas como: "Mas quando ele vai acordar de novo?"; "O que ele vai comer no cemitério?". Os especialistas em luto recomendam ouvir as perguntas da criança e repetir, quantas vezes forem necessárias, que a pessoa está morta e não vai voltar a viver (ao menos do jeito que a conhecíamos) e, também, que a morte não é uma punição por maus comportamentos.

Como uma criança vai reagir após a morte de alguém vai depender de muita coisa, sobretudo da idade. Mesmo crianças bem pequenas, e até bebês, reagem a perdas. O entendimento não será cognitivo, mas se dará através da percepção das mudanças mais sutis que acontecem, por exemplo, na atmosfera da casa, no estado emocional de quem está em volta. É importante dar contorno aos bem pequenos também.

Martim tinha menos de dois anos quando perdeu o Bá dele, e já haviam me dito que ele poderia demonstrar alguma regressão – por exemplo, começar a agir como um bebê ainda mais novo, como se quisesse, simbolicamente, "voltar" no tempo. É um pedido instintivo por proteção, em que a criança atrai mais atenção dos adultos cuidadores a fim de conseguir o amparo e segurança que precisa naquele momento de ruptura. A ansiedade de separação também é comum nessa fase, e a criança pode não querer ficar longe da mãe ou do pai. Explicar, com paciência e afeto, que a gente sai, mas depois volta, por exemplo, é importante caso isso aconteça. Em momentos de grande instabilidade, oferecer alguma base segura costuma trazer conforto. Como diz Grollman:[8] "Quando as palavras não forem suficientes, toque a criança, abrace, mostre a ela seu amor e carinho".

A criança maior pode passar a questionar a finitude – a própria e a dos pais –, o que pode ser bem angustiante para o adulto. "Mamãe, você vai morrer também?" Por mais que a gente queira dizer que isso não vai acontecer, não é exatamente verdade. O que fazer, então? Diante desse tipo de questionamento ou preocupação, é útil tranquilizar a criança dizendo algo como: "O vovô morreu porque estava muito velhinho e doente. A mamãe está cuidando da saúde dela, então você pode ficar tranquilo. Vamos montar um quebra-cabeça?". A ideia é alcançar um bom equilíbrio entre legitimar a preocupação e os medos da criança e, ao mesmo tempo, cuidar para não cair na tentação de sempre transformar o tema em uma conversa longa e séria.

Não há como evitar o medo ou a dor que a criança sentirá, mas há meios de oferecer amparo para que esse momento não seja pior. Quando a criança passa por uma perda, seu senso de segurança é abalado e é sobre o processo de restauração dessa segurança que temos muito o que pensar e atuar. Gabriela e Erika me orientaram a manter a rotina o mais estável possível, porque a previsibilidade ajuda a criança a retomar a confiança na estabilidade do mundo. Tudo o que puder ser mantido na vida da criança é fundamental: rotina, cuidadores, lugares. Saber o que vai acontecer e quando dá à criança uma sensação de firmeza e calma; ela pode sair do estado de alerta e dúvida porque sabe o que vem pela frente. Pode parecer banal, mas a rotina familiar e a presença de pessoas próximas, com quem ela tem bom vínculo, a organiza emocionalmente, facilitando sua reorganização para uma vida sem aquele que partiu.

Vale reforçar que uma criança, diferentemente do que muitas vezes imaginamos, dá conta de sentir tristeza. Dá conta de se desapontar. E também de se enlutar. Apoiar o luto de uma criança envolve, sobretudo, abrir um espaço seguro para que ela sinta essas emoções e visite esses territórios internos desafiadores, podendo sempre contar com o amparo dos adultos cuidadores. Quando permitimos que a criança sinta tristeza e, ao mesmo tempo, ficamos ao seu lado, ela vai entendendo que emoções como essas fazem parte da vida, que é possível atravessá-las e que ela não precisa fazer essa travessia sozinha.

E O LUTO DOS PAIS, COMO FICA? FAZ MAL PARA A CRIANÇA VER O SOFRIMENTO DOS PAIS OU CUIDADORES?

Fui aconselhada a não esconder minhas emoções perante o Martim. A honestidade emocional e a transparência ajudam as crianças na elaboração do luto. Mesmo o choro, desde que não seja desesperado, é bem-vindo, pois autoriza as crianças a se emocionarem e a entenderem que é normal a ausência causar saudade e tristeza. Erika diz: "É importante para elas saberem que podem ficar tristes, que têm direito de externar o sentimento".

Quando você se enluta, você permite que a criança faça o mesmo. Se todos ao redor da criança agem como se nada tivesse acontecido, ela pode se sentir completamente inadequada ao perceber emoções como tristeza ou raiva. Quando um adulto de referência se mostra triste, a criança entende que é normal sentir tristeza diante de uma perda. E se permite também sentir e externalizar o que quer que seja, porque é assim que os que estão à sua volta também fazem. A consequência é uma confiança na vida e em si mesma que será bem-vinda em todas as esferas da vida, não apenas no luto.

Dito isso, é igualmente importante preservar um momento para que você, o adulto, possa sentir e elaborar o seu luto sem estar sempre pensando na criança. Acionei outros cuidadores para ficarem com o Martim, em alguns momentos, para que eu pudesse me dedicar ao que precisava ser feito – interna e externamente.

É MELHOR FALAR SOBRE A PESSOA QUE MORREU OU ENTERRAR O ASSUNTO? COMO CUIDAR DAS MEMÓRIAS?

Muita gente teme esse momento: "Como será quando ele perguntar sobre o fulano depois?". O que percebi em minha experiência, e também observando outras ao meu redor, é que falar sobre as perdas com naturalidade tende a ser bom para o enlutado. A criança tem a oportunidade de seguir conhecendo aquele que partiu, mesmo sem sua presença física. Ela pode fazer o bolo favorito do parente que morreu, ver um filme que o parente amava, olhar o álbum de fotos antigas e perguntar sobre sua vida. Esses pequenos gestos podem ser uma maneira de celebrar a vida de quem não está mais entre nós e reconhecer que a pessoa segue presente de alguma maneira.

Dias depois do velório do meu pai, espalhei porta-retratos e ímãs de geladeira pela casa com imagens da família, incluindo algumas do Martim com ele. Minha intenção era manter o avô acessível, para que ele pudesse perguntar o que quisesse sempre que tivesse vontade. A presença física de meu pai não estaria mais na casa, mas ele poderia seguir conhecendo (e se relacionando) com o avô através de suas histórias e lembranças que se farão presentes sempre entre nós. O vovô Ricardo será seu Bá para sempre, sempre, sempre.

O que aprendi conversando com especialistas
* A morte pode e deve ser comunicada de forma honesta, com expressões de fácil entendimento e evitando ao máximo eufemismos e termos que podem ser mal compreendidos (por exemplo, "partiu" ou "foi embora").
* Nossos sentimentos não precisam ser escondidos ou reprimidos. A tristeza faz parte da vida e não devemos nos envergonhar dela.
* A criança pode mudar o seu comportamento e exigir mais de seus cuidadores. É recomendável ficar atento, estar disponível a conversas, ter paciência com ela e tentar manter ao máximo uma rotina familiar.
* Em caso de doença grave ou velhice, incluir a criança no cotidiano de cuidados pode prepará-la, de certa forma, para a partida iminente do parente.
* Se avaliar que seja necessário – por exemplo, se o comportamento da criança ou do adolescente estiver muito intenso ou difícil de lidar –, existe atendimento especializado para ajudar a família a atravessar esse momento.

O que aprendi com a minha experiência
* Os questionamentos da criança surgem em momentos aleatórios e vão se transformando com o tempo. Não é preciso forçar conversas; elas surgirão naturalmente.
* Uma boa estratégia para quando a criança faz alguma pergunta sobre a morte é devolver também a ela a pergunta. "O que você acha?" Assim mostramos que ela também poderá criar sua própria narrativa sobre o assunto.
* Falar sobre os meus pais com o meu filho é muito saudável. Ele cresce sabendo que tem avós, que tem história, mesmo que eles não estejam fisicamente presentes.

❋ É lindo acompanhar a elaboração do Martim sobre a morte (e, em essência, sobre a vida). Aprendo com ele, sinto que criamos um espaço de confiança e vulnerabilidade em que as emoções têm permissão para surgir. Espero que essa disposição para se sentir vulnerável o acompanhe em outros relacionamentos.

Lutos não reconhecidos

Enquanto algumas pessoas enlutadas merecem até novas palavras para marcar sua mudança de identidade, outras não têm nem o direito de se entristecer, muito menos de tirar um tempo para elaborar suas perdas. Para esses casos, o professor de psicologia Kenneth Doka cunhou o termo guarda-chuva "luto não reconhecido", dentro do qual podemos incluir o luto de casais LGBTQIAP+, o de amigos e colegas de trabalho, o luto pela perda de um paciente, perdas gestacionais, após a morte de um pet, em caso de divórcio (ou no falecimento de um ex) e muitos outros. A especialista Maria Helena Pereira Franco, no livro O *luto no século 21*,[9] esclarece: "luto não reconhecido é aquele que não pode ser vivenciado abertamente, por censura da sociedade ou do próprio enlutado, quando o vínculo rompido não é validado ou quando o enlutado não é entendido como tal".

A lei brasileira é um bom reflexo daquilo que é entendido como legítimo (ou não) quando o tema é luto. Para citar Franco[10] novamente, no Brasil, "o direito ao pesar sempre esteve vinculado à consanguinidade". Quem tem direito a tirar dias de licença (de dois a nove, dependendo do emprego) são aqueles que perderam cônjuge, parentes ascendentes (pai, mãe, avós etc.) ou descendentes (filho, neto etc.), irmão ou dependentes legais. Percebe-se que, pelo menos perante uma estrita compreensão da lei, não se tem direito ao luto quem perde um amigo, um parceiro ou namorado (sem vínculo legalmente firmado), um companheiro do trabalho, uma tia, um sogro, uma prima, um cachorro e por aí vai.

Independentemente do que diz a legislação, é fato que algumas perdas são tratadas como menores ou até mesmo inexistentes na nossa sociedade. Entre as relações familiares, têm os parentes distantes ou não consanguíneos. Quando os meus pais morreram, por exemplo, o Diogo ficou surpreso com as próprias emoções. Trancou-se no quarto por uma semana e chorou muito. Não imaginava, em especial, que sentiria tanto a partida de meu pai. Quando fomos morar na casa dele, Diogo imaginava que estaria cuidando de José Ricardo, mas acabou se descobrindo cuidado por ele. Talvez por já ter perdido o próprio pai, e pela convivência diária com o sogro, os dois se ligaram de um modo especial e a morte repentina mexeu com ele. Diogo preferiu ficar quieto, sem muita interação. Pôde fazer isso por ser autônomo, mas, caso trabalhasse em alguma empresa, não teria direito a um dia sequer de afastamento. Como seria se ele tivesse que ir ao trabalho no dia seguinte? O que teria feito com suas emoções suprimidas?

Relações de trabalho também se enquadram nessa categoria. Apesar de passarmos um terço do dia no ambiente de trabalho, após a morte (ou demissão) de um colega ou colaborador, há uma expectativa de seguirmos realizando nossa função imediatamente, sem impacto algum, como se pouca coisa tivesse mudado. Meu pai era aposentado, mas em casa tínhamos duas funcionárias, a Nil e a Edna. Ambas estavam trabalhando no dia em que ele morreu e foram surpreendidas pela polícia tocando a campainha de nossa casa. A Nil foi a primeira pessoa da casa a ouvir a notícia, e Edna ficou sabendo em seguida. Foi um choque para ambas. Tentavam falar comigo e não conseguiam. No dia do enterro, percebi como a Nil estava abalada. Além de sentir a morte de uma pessoa com quem conviveu por doze anos, de quem testemunhou os momentos mais íntimos, também temia por seu futuro: *Será que vou ser mandada embora agora?* No velório, Diogo fez questão de tranquilizá-la quanto a isso. Ela seguiria conosco. Nil tirou alguns dias para ficar em casa. Edna preferia trabalhar: "Acho pior ficar em casa sem fazer nada", ela nos disse.

Cada pessoa da casa tinha uma necessidade diferente. Diogo precisava de silêncio. Nil precisava de descanso, do contato familiar. Quanto a mim, no começo, me fazia bem cuidar das coisas e também apoiar o Martim em sua elaboração, mas uma semana depois senti a necessidade de me recolher: "Gente, agora vocês ficam com o Martim. Quero ficar no quarto um pouco quieta, sem fazer nada". E assim fiz por vários dias. Diferentemente do Diogo, que se isolou por uma semana e depois voltou à sua rotina normal, meu jeito de digerir as coisas era mais homeopático. Em casa fomos encontrando um ritmo para nos apoiarmos mutuamente. Quando um se recolhia, o outro tomava a frente.

Os vários lutos transcendiam os limites de nossa casa. Os funcionários do supermercado onde meu pai havia falecido também ficaram abalados. Como disse, meu pai ia lá quase todos os dias, de modo que aquelas pessoas não eram desconhecidas; tinham um vínculo de anos com o Seu Ricardo. Além de terem sido extremamente respeitosos no dia em que morreu – fecharam o estabelecimento, acolheram os irmãos dele, me ofereceram cadeira, água, abraços e palavras de afeto –, a empresa enviou uma coroa de flores e liberou seus funcionários para que pudessem ir ao velório. Sabia da raridade desse tipo de comportamento e fiquei muito tocada pela atitude de todos, tanto da empresa como dos colaboradores, que foram tão carinhosos. O luto deles poderia não ter sido reconhecido, mas foi abraçado. Nesse caso, além da perda, havia de certa forma o "trauma" de testemunhar uma morte, de tentar prestar socorro a alguém e não conseguir. Foi muito bonito perceber que tudo isso estava sendo também cuidado, individual e coletivamente. Sigo frequentando o mesmo supermercado, toda semana, e encontrando essas pessoas que acudiram meu pai. Hoje, elas testemunham o crescimento de Martim. Não costumamos trocar muitas palavras, mas sempre que nos cruzamos há um sorriso, um olhar. Há cumplicidade. "Como já está grande o menino!" "Ele também gosta das frutas, né?"

De tempos em tempos, recebo algumas mensagens aleatórias por e-mail, Facebook ou Instagram de alunos da minha mãe, amigos do meu pai etc. Muitos só ficaram sabendo do falecimento depois que tudo já havia acontecido; outros foram informados, mas não puderam se despedir. Às vezes, há um desejo inconcluso, como no caso de uma aluna que escreveu dois livros por incentivo de minha mãe e não teve oportunidade de entregá-los a ela. Ela escolheu entregar a mim, como um gesto de agradecimento à minha mãe. Seguir recebendo esse amor é muito especial. Dias atrás, quando já havia começado a escrever este capítulo, recebi uma mensagem tocante do jardineiro que trabalhou por muitos anos na casa de Cotia. Noto que, ao escreverem, todas essas pessoas têm a oportunidade de me contar sobre o vínculo, de contar o que sentiram ao saber e também o que levam consigo dos meus pais. Cada mensagem dessas me traz uma imensa alegria. É tocante perceber o tamanho e a profundidade do mar de relações que meus pais construíram, e em que todos nós ainda nos banhamos.

***

Quero concluir este capítulo com uma história que ouvi anos atrás, quando meus pais ainda eram vivos

> Uma mulher desesperada pela morte prematura do seu único filho se dirige ao maior mestre espiritual da região e implora: "Senhor, faça alguma coisa para trazer meu filho de volta! Estou disposta a tudo!". Em vez de mandá-la embora, o mestre responde: "Traga-me um grão de mostarda de uma casa que nunca conheceu a tristeza e acabarei com seu sofrimento". A mulher parte depressa e esperançosa, ansiosa pela perspectiva de ver o filho de novo. Chega primeiro a um palacete, confiante da alegria plena dos habitantes abastados. No entanto, ao abrir a porta, o morador pede desculpas por não poder atendê-la e começa a relatar as tragédias recentes que o acometeram. *Minha nossa, que história terrível*, pensa. Quem melhor do que eu para escutá-lo? E passa horas ouvindo a pessoa que tanto sofria. Em seguida, vai a uma segunda casa, essa pequena e simples; depois em outra e mais algumas. Passam-se dias, semanas e meses. Ela visita palácios, casebres, choupanas e mansões. Todos os lares abrigam um sofrimento, e a mulher faz questão de emprestar seus ouvidos e coração para as histórias dos outros. Na busca por amenizar a dor alheia, acaba se esquecendo do grão de mostarda.

Na época, achei que era uma bela história sobre humildade e aceitação; a mulher precisa bater de porta em porta para descobrir que o mundo todo é tocado pela morte. Hoje vejo que é também uma lição sobre o poder da coletividade na elaboração do luto; oferecendo-se ao outro, ela ameniza a sua dor e também o sofrimento alheio.

Isolados em nossas casas, somos iludidos a pensar que o sofrimento, a dor da perda e tristeza pertencem apenas a nós. O confinamento do luto nos faz achar que estamos sós, quando na verdade todo lar abriga alegrias e tristezas, luzes e sombras. O luto precisa ganhar as ruas e sair dos limites das quatro paredes de nossas casas – literal e metaforicamente. Precisamos perder a vergonha de falar e expressar o que sentimos sem que essas manifestações sejam patologizadas. É normal se entristecer diante de uma perda, assim como é normal se relacionar com pessoas enlutadas ou tristes dentro de casa, no trabalho, no supermercado e em todo canto.

Que mundo é esse que habitamos em que aspectos tão essenciais da vida e de quem somos não podem ser vistos?

Depois da morte da minha mãe, passei a compartilhar algumas reflexões na internet. De certa forma, foi a semente que deu origem a este livro. Falar sobre minha experiência foi uma maneira de legitimar e reconhecer o que vivi. Ao fazê-lo, recebi acolhimento de pessoas que nunca havia visto e também pude me abrir a ouvir suas histórias. Como isso me fez bem! Eu torço por um mundo em que o luto, a morte e nossas fragilidades deixem de ser um assunto pornográfico. Precisamos naturalizar o que nos faz humanos. Que possamos, todos, ser mais íntegros a todo instante.

Para aprofundar e se inspirar

LIVROS
- *Lili: novela de um luto,* Noemi Jaffe (Companhia das Letras, 2021)
- *O ano do pensamento mágico,* Joan Didion (HarperCollins Brasil, 2021)
- *Talking about Death,* Earl Grollman (Beacon Press, 2011)
- *Uma questão de vida e morte,* Irvin D. Yalom e Marilyn Yalom (Paidós, 2021)

LIVROS PARA AS CRIANÇAS
- *Vazio,* Anna Llenas (Moderna, 2018)
- *Pode chorar, coração, mas fique inteiro,* Glenn Ringtved (Companhia das Letrinhas, 2020)
- *A ilha do vovô,* Benji Davies (Moderna, 2017)
- *O dia em que o passarinho não cantou,* Luciana Mazorra e Valéria Tinoco (Zagodoni, 2018)
- *Meu filho pato,* Ilan Brenman (org.) (Companhia das Letrinhas, 2011)
- *Serena finitude,* Anelis Assumpção e Aline Bispo (Oh! Outra História!, 2022)
- *Quando as coisas desacontecem,* Alessandra Roscoe e Odilon Moraes (Gaivota, 2023)

FILME
- *Viva: a vida é uma festa,* Adrian Molina e Lee Unkrich (Pixar, 2018)

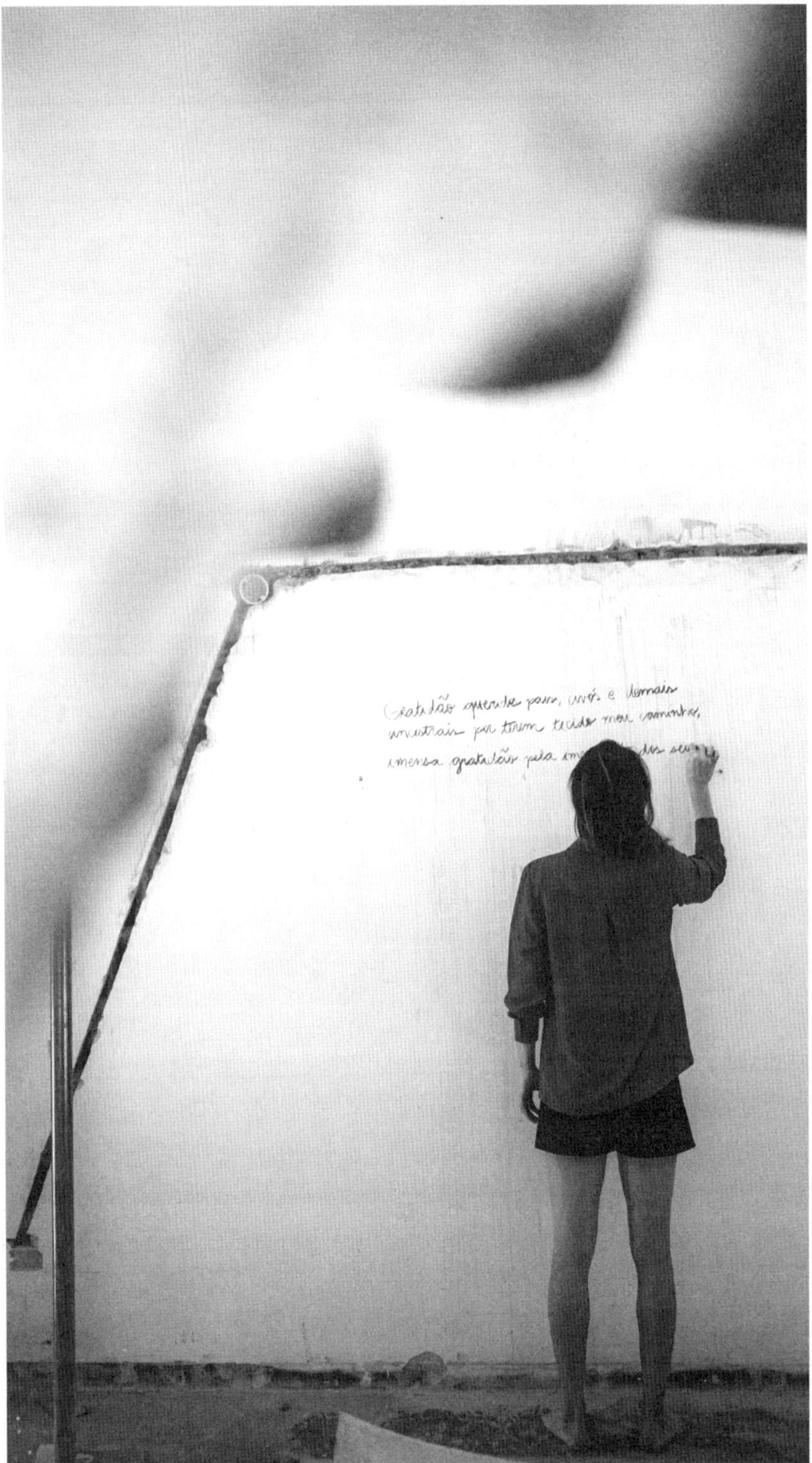
Gratidão queridos pais, avós e demais
ancestrais por terem tecido meu caminho,
imensa gratidão pela

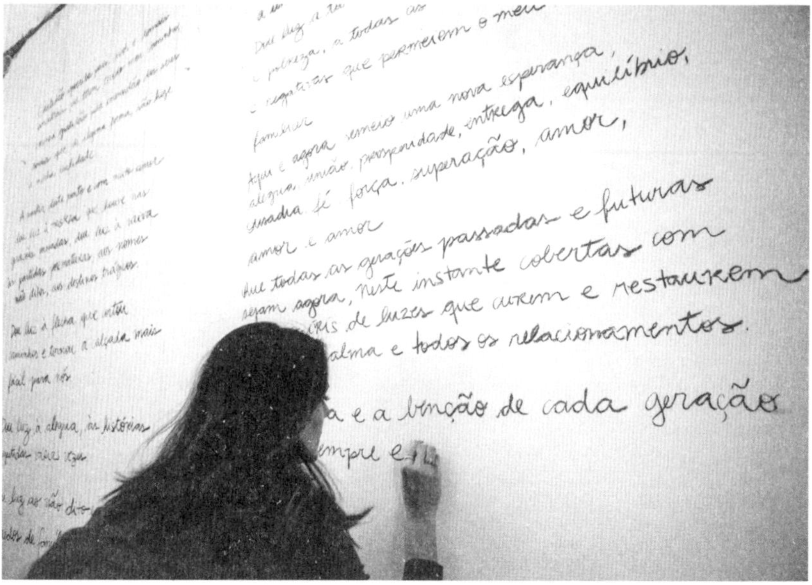
Aqui e agora semeio uma nova esperança,
alegria, união, prosperidade, entrega, equilíbrio,
ousadia, fé, força, superação, amor,
amor e amor
Que todas as gerações passadas e futuras
sejam agora, neste instante cobertas com
de luzes que curem e restaurem
alma e todos os relacionamentos.
e a bênção de cada geração

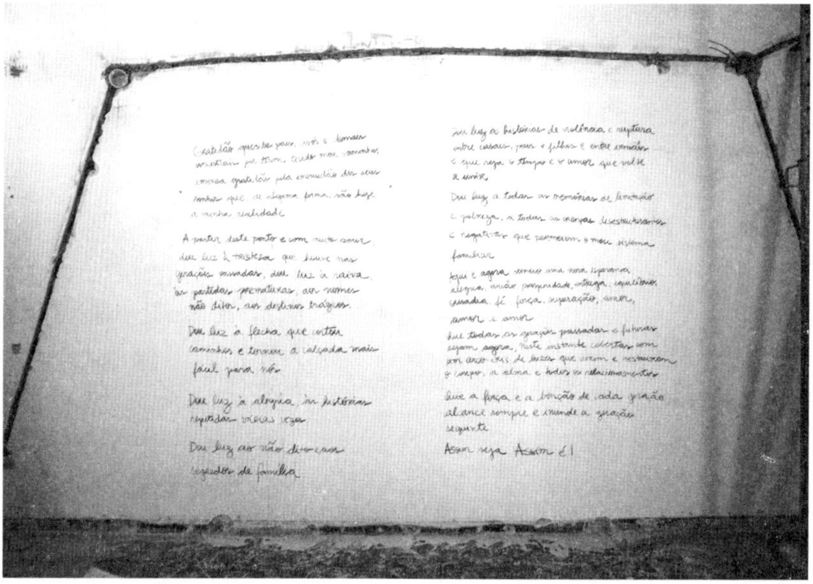
A partir deste ponto e com muito amor,
dou luz à tristeza que houve nas
gerações passadas, dou luz à raiva,
às partidas prematuras, aos nomes
não ditos, aos destinos trágicos.
Dou luz à alegria, às histórias
repetidas várias vezes
Que a força e a bênção de cada geração
alcance sempre e inunde a geração
seguinte
Assim seja. Assim é!

Capítulo 8

Construindo novas memórias

"Mamãe, quem morre não tem mais casa, né? Aí mora no coração?"

Martim, 3 anos e meio

1.

"Acorda, Ju, acorda!" Eram onze horas da noite, eu já dormia, mas naquele dia, quatro meses depois da morte de meu pai, Diogo foi tomado por uma certeza. "Vamos fazer outra reforma na casa!" E me tirou da cama.

Vamos quebrar aqui...
... aqui
e aqui.
Vamos abrir essa janela
e fazer uma porta
o chão de concreto
vai virar um gramado.

Será que estou sonhando?

Meses depois, começamos.

Eu visitava a obra diariamente.
Acompanhava os pedreiros,
tirava medidas,
escolhia tintas.

Escrevi nas paredes.

Gratidão, queridos pais, avós e demais ancestrais, por terem tecido o meu caminho, imensa gratidão pela imensidão dos seus sonhos que, de alguma forma, são hoje a minha realidade.[1]

Dancei nas ruínas.

Aqui e agora semeio uma nova esperança, alegria, união, prosperidade, entrega, equilíbrio, ousadia, fé, força, superação, amor, amor e amor.

Às vezes, só sentava
Naquele vazio cheio de história.

Que todas as gerações passadas e futuras sejam agora, neste instante, cobertas com um arco-íris de luzes que curem e restaurem o corpo, a alma e todos os relacionamentos.

A casa que havia sido
de minha mãe, meu pai e minha;
E que passou a ser
do meu pai, Diogo, Martim e minha;
Agora se tornava
minha, do Diogo e do Martim.

Que a força e a bênção de cada geração alcancem sempre e inundem a geração seguinte. Assim seja. Assim é!

A casa estava mudando,
assim como nós.

2.

Meu pai dizia que uma casa só se transformava em lar quando tinha uma jabuticabeira plantada no quintal. Não sei bem de onde veio essa crença, mas era inegociável para ele. Já minha mãe apreciava um belo jardim. Gostava de flores, da grama bem cuidada... Era ela quem fazia a manutenção de muita coisa que meu pai sonhava.

Quando nos mudamos para São Paulo, para a casa onde moro até hoje, a primeira coisa que os meus pais fizeram foi plantar a tal jabuticabeira. Compraram uma muda ainda bebê, porque a adulta não cabia no orçamento. A árvore, na época, media metade de minha altura e me ensinou sobre paciência e lealdade. Hoje ela tem mais de três metros e dá frutos diversas vezes ao ano. Ao longo do tempo, plantamos também uma amoreira, um pé de lichia, dois de romã e, pouco antes de minha mãe morrer, pés de maracujá, chuchu e tomate.

Quando Diogo e eu resolvemos fazer uma segunda reforma na casa, entre muito pó e ruínas, eu regava as plantas religiosamente. Queria que sobrevivessem. Além de me esforçar para mantê-las, decidimos também ampliar o jardim. Abrimos espaço para grumixamas, novas palmeiras e plantas que florescem em épocas diferentes do ano.

Terminada nossa obra, enquanto colocávamos os móveis no lugar, olhei pela janela e tomei um susto. "Di, o pé de maracujá está completamente carregado!" Eram dezenas de frutos, pendurados nas paredes, enrolados nas árvores e até em cima do telhado. Colhi alguns e fiz uma de minhas bebidas quentinhas favoritas, uma decocção de maracujá, gengibre e maçã, que ganha ao servir uma colherada de mel ou melado. Sentei no jardim com minha xícara e observei tudo que nós colocamos ali: meu pai, minha mãe, Diogo, Martim e eu.

Cada vez que vejo uma semente virar fruto, percebo quantas marcas somos capazes de deixar nas pessoas que nos rodeiam. Cada vez que colho uma fruta, saboreio e me nutro do solo amoroso que acredito ser a força que sustenta todos nós. Acomodo por lá minhas raízes. Colho lições sobre paciência e lealdade, mas também sobre perdas e ciclos. O chão firme e o céu amplo me ensinaram a ter confiança no potencial humano de ressignificar experiências e de florescer. No quintal de casa, aprendi sobre rega, poda, adubo e sobre como tantas coisas acontecem para além de nossa compreensão. Depois que os meus pais morreram, uma amiga me disse: "Ju, agora você vai se relacionar mais com o invisível". Sentada no meu jardim, com o meu chá de maracujá, finalmente absorvi a verdade daquelas palavras. Perder me ensinou sobre o que fica.

3.

Oi, mãe.

Dia 18 fez três anos. Estava me lembrando da sensação no meu corpo quando você deu seu último suspiro. Me lembro do movimento que o meu tronco fez, sem qualquer tipo de domínio de minha parte; foi uma reverência. A você, àquele momento. Fiquei espantada. Você foi embora de um jeito muito bonito. Me inundou de amor. Essa potência me deu forças para viver muitas coisas que aconteceriam em seguida.

O Martim já está com 3 anos e meio, mãe. Ele não se lembra de você, mas mostro fotos e conto um pouco sobre a vovó Magdalena. Uma pessoa uma vez me aconselhou a fazer isso. Ela disse: "Júlia, fale de seus pais para o Martim. Minha mãe morreu quando eu tinha 2 anos e o silêncio reinou na família. Cresci sem mãe, não porque ela havia morrido, mas porque todos se recusavam a falar sobre ela". Ela cresceu sem memórias; sentiu falta de saber o que a mãe gostava de ler, qual era sua cor preferida, que músicas gostava de ouvir... O silêncio foi o pior vazio, ela me disse. Esse relato me estimulou a querer contar sobre você e sobre o papai para o Martim. Assim como me abriu para contar outras histórias da família, falar sobre o pai do Diogo, sobre nossos antepassados.

Pai, já você ficaria supermetido, porque Martim se lembra de você até hoje. São coisas simples que desencadeiam a memória dele: uma música estilão Alpha FM, aquele cumprimento com as cabeças se chocando que você fazia *"Coco da Bahia!"*, o sofá onde vocês se sentavam, o Mickey "Mau". Depois da reforma, a sala onde vocês assistiam a desenhos juntos mudou de lugar. No começo, Martim dizia que preferia como era antes. Entendi que era o jeito dele de dizer que tinha saudades de você. Não era a sala que ele queria de volta; era o vovô sentado no sofá.

Pai, vou vender a casa de Cotia. E te peço que me deixe fazê-lo. Todo amor que você pôs em cada tijolo, cada viga, já faz morada em mim e sempre fará. Encontrarei uma família para ser feliz naquele solo. E seguirei o meu caminho, grata pela sua história, e me abrindo para agora seguir a minha.

Sabe aquele seu terno azul-marinho com risca de giz? Aquele que nunca te vi usar, porque não servia, porque não havia ocasião? Você não quis doá-lo – "Não, filha, de jeito nenhum! Isso é lã boa... italiana!", você argumentou. Então, eu reformei o terno. Ficou lindo e já usei algumas vezes! Vou levar a sua lã italiana para tomar um ar e viver algumas aventuras.

Pai, mãe, nossa história me enche de orgulho. Não porque foi perfeita, mas por ter sido nossa.

Amo vocês.

4.

Minha mãe me dizia que eu era "ideúda". "Mãe, tive uma ideia!" Ela ouviu de mim essa frase muitas vezes ao longo da vida. A última delas foi quando estava internada, um pouco antes de morrer.

"Mãe, tive uma ideia. Quero fazer um projeto chamado Café com Cuidado. Será um café da manhã ou da tarde em que receberei sempre um convidado diferente para falar sobre como um olhar atento e cuidadoso pode impactar as experiências que temos na vida. Quero compartilhar um pouco da nossa história, o que nos ajudou." Ela, que estava já mais silenciosa, mas sempre muito interessada pela vida, colocou seus óculos e me ouviu com atenção. Contei para ela que queria explorar também outros temas.

"Qualquer coisa que fizer parte da vida pode ser tema de um Café com Cuidado, mãe."

E passamos alguns minutos listando temas, pensando em quais momentos da vida poderiam se beneficiar do cuidado.

Alguns dias depois, minha mãe morreu, e o desejo de fazer esse projeto nascer cresceu ainda mais no meu coração. Comecei a definir o formato, contatar pessoas, pensar em uma identidade visual e resolvi que a primeira edição desse projeto seria dedicada ao adoecimento, à morte e ao luto.

"Mãe, o Café com Cuidado está nascendo. E é em sua homenagem. Porque foi com você que aprendi o que quero contar. Desejo que esse projeto se torne grande, porque quero que o mundo saiba que viver inteira é nossa maior fortaleza e que o amor pode sempre ser nosso guia, mesmo nas situações mais difíceis. Mas, por hora, ele vai começar pequeno e intimista, de um jeito que você sabe que eu também adoro. Acredito muito nessa força. Não tenho dúvida de que você gostaria de estar aqui neste momento, mas também tenho certeza de que esse projeto não aconteceria se você não estivesse. Te amo."

Recebia em minha casa em torno de vinte pessoas por vez. Eu mesma fazia as comidas e deixava a mesa posta – farta, com flores, assim como aprendi com os meus pais. O Café com Cuidado já abordou temas como Cuidados Paliativos, luto infantil, conversas honestas e comunicação não violenta, cuidado centrado na pessoa, e até uma oficina de bordado para o luto, entre outros. Os encontros duravam quatro horas, tempo o bastante para falar, ouvir, silenciar e se conectar um com o outro e com nós mesmos. Recebi muita gente incrível e querida, incluindo alguns nomes que vocês já viram aqui: Plínio Cutait, Carolina Sarmento, Valéria Tinoco.

Era muito gratificante, mas, depois de um tempo, comecei a ficar um pouco angustiada porque eu sabia que o formato não me permitia levar essas informações e conversas para mais pessoas. Oito edições depois... *Tive uma ideia!* Era a fagulha que deu origem a este livro.

5.

Avenida Rebouças parada. Trânsito. Martim olhando pela janela. Diogo e eu na frente falando sobre assuntos aleatórios. De repente, uma vozinha pergunta do banco de trás:

"Por que que o Bá morreu?"

Eu paro a conversa. Viro para trás. Ele pergunta de novo:

"Por que o vovô morreu, mamãe?"

Seguro suas mãozinhas e olho nos seus olhinhos:

"Ô, meu amor... Lembra que a mamãe te contou que o vovô estava bem velhinho e muito, muito doente? Então, ele morreu porque o coração dele parou de funcionar e daquela vez não tinha mais como consertar... Deu saudades do vovô agora?"

"Sim."

Suspiro.

"A mamãe também sente saudades do vovô, meu amor, muitas, muitas vezes, sabia? O que você gostaria de fazer com ele?"

Ele para e pensa antes de responder, cheio de entusiasmo:

"Tomar sorvete!"

"Hum, que delícia! Martim, tenho certeza de que o vovô Ricardo iria amar tomar sorvete com você. De que sabor seria?"

"De chocolate!"

Abre o farol e o carro entra em movimento de novo. Passam-se alguns segundos.

"Mamãe, papai! Vamos tomar sorvete?"

"Vamos!"

Bardo, ou o tempo do meio

A primeira vez que ouvi a palavra "bardo" foi numa palestra do monge tibetano Mingyur Rinpoche, que estava no Brasil para lançar o livro *Apaixonado pelo mundo*.[2] O termo vem da junção de duas palavras tibetanas: *bar* ("entre duas coisas") e *do* ("suspenso"). Assim, é a qualidade de estar suspenso entre duas coisas. Em *O livro tibetano do viver e do morrer*,[3] Sogyal Rinpoche diz que é "aquele lugar onde nos encontramos quando o velho não existe e o novo ainda não se manifestou". Embora o significado da palavra, para o budismo, esteja mais ligado à realidade experimentada pela mente após a morte, ao ouvir o monge, aquela palavra ficou conversando comigo. Eu sabia exatamente o que era aquilo; bardo era o nome que estava faltando para expressar o que eu estava vivendo.

Quando meu pai infartou e, em seguida, minha mãe foi diagnosticada com câncer, aquela ordem a que minha vida parecia obedecer caiu por terra e, com ela, o rumo e a direção que eu imaginara para mim. Interrompi projetos, suspendi planos; a sensação era de estar em um presente suspenso. Os passos eram dados no escuro, sem muita certeza do que encontraria. Era difícil fazer planos longínquos e sequer gestar sonhos, pois as urgências surgiam sem cessar. O lugar no qual me encontrava me parecia uma passagem com duração e destino incertos. *Quando tudo isso vai acabar?*

Muitas vezes desejei que as coisas fossem diferentes, ansiando por uma nova etapa. Passado o susto da morte do meu pai (e o frenesi das decisões e medidas burocráticas que precisaram ser tomadas), entre tantas coisas que senti, uma delas foi o alívio pelo fim da jornada tão intensa que vivemos juntos, os três. Mas, para minha surpresa, o "novo capítulo de minha vida" não teve início no dia seguinte. Eu queria empregar meu tempo e energia – que por tantos anos dediquei ao que vivi ao lado de meus pais – em outras empreitadas. Queria dar vazão às minhas ideias e concretizar projetos que haviam ficado suspensos. Mas o tempo das coisas divergia de minhas expectativas. Algo ainda precisava acontecer. E eu não sabia muito bem o que era.

Nessa mesma época, o teólogo Roberto Miguel, que atua como capelão hospitalar nos Estados Unidos, me apresentou a mais um conceito intimamente familiar: ordem, desordem e reordenação. Quem fala sobre isso é o teólogo franciscano Richard Rohr. Em *The Wisdom Pattern*,[4] Rohr descreve como as grandes espiritualidades, a filosofia e a própria ciência dão testemunho desse processo de transformação a partir de vários termos e metáforas:

> Os astrônomos observam a estrela, a explosão da supernova e a emissão de enorme quantidade de luz e energia; os químicos, por sua vez, falam da solução, dissolução e resolução; os mitos universais descrevem a jornada do herói a partir da saída da sua terra, a ida para a luta ou a guerra e o retorno para o novo lar. A filosofia dialética se constrói em torno da tese, da antítese e síntese; religiões nativas falam sobre o dia,

a noite e a aurora; o budismo se estrutura a partir do mesmo caminho que seguiu Sidarta Gautama, isto é, a saída do palácio, o seu encontro com a realidade, e a iluminação; o judaísmo fala da lei, do pecado e do perdão; e o cristianismo dá testemunho desse padrão de sabedoria por meio do chamado mistério Pascal que inclui o nascimento, a morte e ressurreição de Jesus.

Talvez você já tenha observado esse padrão em sua vida também. Em seu podcast Irmã Morte, Beto nos lembra que esse padrão de ordem, desordem e reordenação costuma se manifestar em nossa vida de inúmeras maneiras. Seja no contexto de um relacionamento que acaba por morte ou separação, seja num emprego ou fase de vida que se encerra, há sempre um estágio de perplexidade, divagação ou pausa, entre a antiga realidade (ordem) e a nova (reordenação). Muito associado a sensações de medo, confusão e tristeza, e de "estar perdido", o espaço intermediário pode ser entendido como "uma ponte daquele lugar inicial, da vida relativamente tranquila e confortável, para um outro lugar, em que você chegou depois de ser transformado pela experiência da desordem".[5]

Richard Rohr também adota o termo "espaço liminar", um termo originalmente usado por antropólogos, para falar daquele momento em um rito de passagem em que o sujeito se encontra entre duas identidades. Do latim *limen* ("limiar"), trata-se de um espaço de ambiguidade e desorientação em que o que é sólido se dissolve e a ordem deixa de existir. E é justamente isso que acontece quando estamos fazendo a transição de algo que éramos um dia na direção de algo que ainda vamos nos tornar.

Vislumbrar o padrão da ordem, desordem e reordenação em tantos lugares me fez perceber que não se tratava de um processo a ser combatido, mas um movimento natural da vida. O não lugar que eu sentia habitar, e contra o qual eu lutava, ganhou nomes. Bardo. Desordem. Espaço liminar. Esses nomes falam da condição de quem já saiu de uma realidade anterior, que já não existe, mas ainda não chegou ao ponto em que a experiência está assentada, reorganizada dentro de si. Entre eles, há uma passagem importante a atravessar e habitar. Essa percepção mudou a lente através da qual eu encarava o que estava acontecendo. No lugar da pressa, me abri para senti-la por inteiro.

Em um de seus textos, Rohr termina com uma constatação simples e direta sobre esse processo: "It's not fun". De fato, não é nada divertido estar nesse lugar. Não é de se espantar que, como diz Beto, embora sejam muitas as histórias e tradições que apontam esses três momentos (ordem, desordem e reordenação), nós frequentemente desejamos saltar do estágio um para o três, buscando evitar o intermediário, que é justamente o lugar do sofrimento. Mas, assim como não podemos apressar a saída da borboleta do casulo, por risco de matá-la, fugir do espaço intermediário representa uma perda de oportunidade.

Por mais angustiante que fosse, eu precisava aprender a respirar ali e descansar naquela experiência. O meu chão naquele momento era a ausência de chão.

Habitar o vazio

Na ausência de tanto – ordem, identidade, sentido –, ser abrigo de mim mesma foi imprescindível. A solidez que eu buscava não podia vir dos acontecimentos externos. Eu precisava criar para mim um espaço seguro, em que o processo orgânico da reordenação pudesse transcorrer no seu tempo. Para mim, a prática da yoga foi essencial nesse momento. Dia após dia, nas posturas, na respiração consciente e no compromisso comigo mesma, eu construía pausas onde podia descansar. Ao parar e voltar minha atenção a mim mesma, eu me abria para a escuta interna e, assim, oferecia a mim uma oportunidade para a minha integridade. Estava construindo e oferecendo abrigo, um espaço sagrado onde eu podia ser e sentir. Para pegar emprestado uma frase da médica Rachel Naomi Remen, eu estava criando um santuário para as minhas partes sem lar. Aos poucos, as coisas iam tomando o seu lugar.

Acompanhar por tantos anos o adoecimento de meus pais, presenciar o sofrimento, me abrir para sentir tanta coisa mexeu com minhas estruturas. Dia após dia, ano após ano, tanta coisa mudava de lugar: meus valores, meus sonhos, minhas crenças; meu entusiasmo, minha força, minha fé. Tudo se rearranjava dentro de mim. No turbilhão de acontecimentos, fazer pausas foi onde encontrei minha fortaleza. No silêncio, na permissão de estar comigo, as partes sem lar encontravam um santuário. Oferecer-me atenção, tempo, espaço. Minha cura morava aí. Habitar o tempo lento, escutar cada cômodo, cada fresta e janela pode soar bastante "improdutivo" e talvez seja justamente essa cobrança que nos afaste de nossas experiências. É difícil se permitir parar quando nos cobramos tanto produzir e realizar. Mas talvez seja isso que nos falte. O nada. Ficar um pouco com ele.

Ouvi uma vez uma frase, que considero uma grande provocação, atribuída a Lao-Tzu, que diz assim: "Você tem a paciência de esperar até que as impurezas se assentem e a água fique límpida? Você é capaz de não se mover até que a ação certa surja por si mesma?".

Respeitar o tempo das coisas é desafiador; as águas demoram demais para se assentar e, na ânsia de encontrar uma resposta ou um novo caminho, reviramos tudo outra vez. Talvez seja um dos aspectos mais difíceis do luto, além da dor e da tristeza. É também um dos aprendizados mais profundos e preciosos que já vivi. Aquietar e deixar a vida repousar. Quando repousamos, permitimos que nosso corpo e mente retornem ao seu estado natural: amplo, claro, aberto.

Não é fácil fazer pausas e habitar vazios. Vivemos um tempo apressado, afobado. No livro *O desaparecimento dos rituais*,[6] o filósofo Byung-Chul Han diz que "ao tempo falta hoje a estrutura firme. Ele não é uma casa, mas um fluxo volúvel. Desintegra-se em mera sucessão de presentes pontuais". É muito tentador se deixar levar por essa sucessão de presentes pontuais, anestesiando o sofrimento com a energia da pressa, do novo, do excesso de estímulos e distrações que nosso mundo nos oferece com tanta facilidade.

O que me ajudou a me sustentar no espaço liminar foi a simples disposição de ficar ali. Quando reformei minha casa, visitava a obra diariamente e por ali ficava, muitas vezes, parada. Do lado de fora, nenhum movimento, mas dentro de mim algo se metabolizava.

Era uma alquimia interior, invisível a quem estava fora. Quando senti o impulso de escrever nas paredes e dançar na sala, nada disso nascia de um protocolo de "como viver um luto saudável". Vinha do silêncio externo que fazia brotar tantas outras coisas de dentro de mim. Estar em mim foi essencial para estar ao lado dos meus pais e também para estar sem eles depois. Quando eles morreram, foi a habilidade de estar em mim, tão treinada no meu tapete, que me ajudou a abrigar tantas sensações difíceis. Havia hospitalidade para receber a tristeza, a mágoa, o medo. Trata-se de "uma hospitalidade que acolhe, mas que não convida para tomar um chá", como ouvi de um dos muitos professores que tive nessa trajetória (e agora não me recordo quem foi). É um ato de receber, acolher pelo tempo necessário, mas deixar a porta aberta para que saia, assim garantindo o fluxo contínuo das emoções. É para deixar entrar, mas também há que se permitir sair.

Eu exercitava esse limite tênue entre a abertura e a firmeza através de minhas práticas diárias. A yoga e, também, os rituais da Ayurveda me ofereciam rotinas: acordar, tomar um chá, ir ao banheiro, meditar, mover o corpo, respirar. Minha rotina diária (*dinacharya* nas palavras do Ayurveda, *sadhana* no vocabulário da yoga) me trazia estabilidade, centramento e abertura para lidar com as turbulências e grandes ondas que se aproximavam. Por mais caóticos ou incertos que fossem os acontecimentos do dia, esses passos se repetiriam, conferindo previsibilidade e prazer, além de um tempo e espaço seguro para que eu saísse de um estado de alerta. Os rituais me convidavam à calma, mas também a uma curiosidade sobre o mundo interno. Nessas visitas diárias a mim mesma, ganhei intimidade comigo, o que me permitia perceber as minhas necessidades e, com isso, a chance de atendê-las. Aprendi a ser casa de mim mesma, e esse exercício foi fundamental para que eu pudesse me abrigar e oferecer suporte para quem estava ao lado. Nessa época ficou claro para mim a importância da rotina, da pausa, dos rituais. Com eles, eu criava santuários no tempo.

Rituais nos convidam à repetição, a perceber o que já está. Solta-se o impulso por buscar algo sempre novo, excitante, para mergulhar de novo e outra vez no mesmo lugar – que se revela, no final, sempre diferente, porque nunca somos os mesmos. Eles são um convite a ficar. A aquietar(-se). Como diz Byung-Chul Han,[7] "rituais são técnicas simbólicas de *encasamento*. Transformam o estar-no-mundo em um estar-em-casa. Fazem do mundo um local confiável. São no tempo o que uma habitação é no espaço. Fazem o tempo se tornar habitável. Sim, fazem-no viável como uma casa. Ordenam o tempo, mobíliam-no".

Eu senti exatamente isto: os rituais me abriam a possibilidade de ser casa para mim mesma; construía com eles um espaço seguro para abrigar minhas experiências por inteiro. Os rituais amenizavam a minha pressa. Me faziam perceber que ali, onde eu estava, quer eu nomeasse o que se passava como "bom" ou "ruim", havia o que ser desfrutado/havia o que ser aprendido. *Ficar* me ajudava a cultivar a paciência, a confiança e a fé.

Cuidar da minha mente, de meus valores e da minha energia com as práticas da yoga e com uma rotina de autocuidado foram meus grandes aliados em toda essa travessia. Sem eles não teria acessado meus recursos internos, a minha força, que foram tão necessários ao longo dos anos. Todos os pequenos atos da minha rotina diária contribuíram para criar um contorno compassivo, um receptáculo seguro para poder cair e me levantar, e também sentir tudo o que fosse necessário, livre de cobranças e julgamentos. Como a lagarta que cria um casulo para poder virar borboleta, eu criava as condições para a nova Júlia poder emergir.

Você não precisa da yoga, da meditação, de uma reforma, de um poema. Essas foram as minhas práticas. As suas, certamente, serão outras. Sejam elas quais forem, atividades e rituais que cultivem a consciência, a firmeza, a abertura e a gentileza podem ser referências importantes para sustentar a incerteza no dia a dia até que surja no horizonte e no coração um novo sol para te orientar. É preciso se dar tempo, se oferecer atenção. Deixar-se ser atravessado pelas experiências; abrir-se para recebê-las. Ser ocupado por elas. Abrir-se, também, para os pequenos prazeres: degustar, saborear. Deixar a ação certa surgir por conta própria, como Lao-Tzu nos convida a fazer. Não temos controle sobre o que o mundo irá nos trazer, mas há muito o que podemos fazer para nos preparar para recebê-lo.

O que conecta você com um espaço seguro? O que (e quem) o ajuda a encontrar contornos possíveis para sua nova identidade? Que tipo de abrigo você pode oferecer para as suas partes sem lar?

Espiritualidade e o contato com o invisível

"Quando a velha ordem acaba, o novo já começou, de certa forma. [...] O novo já começou na casa em ruínas", me explicou Beto, numa troca de áudios de WhatsApp sobre ordem, desordem e reordenação. Para vislumbrar os alicerces sobre os quais será erguida uma nova estrutura, é preciso, antes de qualquer coisa, acreditar que o vazio não é completo ou eterno. Beto fala de uma fé que não apenas acredita na nova ordem que está por vir, mas também na que está presente ali, na desordem. A tradição judaico-cristã fala da travessia pelo deserto e da noite escura da alma, ambos simbólicos desse tempo. Richard Rohr, inclusive, diz que a escuridão é essencial para que o processo transcorra. Como explica Beto, "nas coisas do mundo material a luz nos serve para que a gente não tropece, nas coisas espirituais é a escuridão que nos protege de tropeçar". Em outras palavras, é essa falta de referências que permite que o processo flua em seu ritmo, em vez de ser tolhido por nós e pela conhecida obstinação pelo controle que temos, e que já exploramos no Capítulo 4.

Estamos falando, então, de um lugar escuro, marcado pela falta, em que possa surgir aquilo que está no nosso íntimo, brilhando sutilmente dentro de nós. É o campo do invisível, do sagrado, da espiritualidade.

Para evitar mal-entendidos, acho útil elucidar o que eu entendo por espiritualidade. Gosto muito da definição da médica americana Christina Puchalski, uma das principais vozes pela integração da esfera espiritual na área da saúde. Ela define espiritualidade como "um aspecto da humanidade que diz respeito ao jeito em que indivíduos buscam e expressam sentido e propósito, e o jeito que vivenciam seu senso de conexão com o momento, com si mesmos, com os outros, com a natureza e com o que é importante ou sagrado". Essa compreensão vai ao encontro da opinião de Viktor Frankl, autor do clássico *Em busca de sentido*.[8] Frankl, que é sobrevivente do Holocausto, é famoso por ter dito que o sofrimento não é o que nos destrói; o que nos destrói é o sofrimento sem sentido. Para ele, espiritualidade é a essência da humanidade; é aquela parte do ser humano que busca sentido e propósito. Tudo o que ajuda as pessoas a se conectarem com a esperança e com outros valores capazes de trazer força e luz em meio à escuridão do sofrimento pode ser considerado um aspecto espiritual.

Na história com meus pais, percebo que cada um de nós foi encontrando sua força de uma maneira diferente. Vivências grandes e pequenas tinham o poder de nos conectar com nós mesmos e com uma sensação de sentido e propósito, nos abrindo para um contato com o sagrado. Eu, no meu tapete, no silêncio, nos encontros que aconteciam com algumas pessoas, na filosofia da yoga, em momentos ordinários, mas muito grandiosos, como ocorreu na conversa com minha mãe. Magdalena se fortalecia na natureza, bem como no trabalho voluntário, para alfabetizar jovens e adultos, o que lhe dava uma enorme sensação de propósito, e na possibilidade de sonhar com um futuro (nunca concretizado) de voltar a atender como psicóloga. Era através de seu ofício que se sentia contribuindo com o mundo. Mas ela também acessou sua espiritualidade quando percebeu a morte se aproximando e entrou em paz com o caminho que a aguardava. Já o meu pai se fortalecia ao se manter conectado com sua comunidade espiritual e fazendo sua oração todo dia pela manhã. Mas também teve as esperanças renovadas com a chegada do neto; a alegria de ver Martim repetindo as músicas e brincando com o pato, o móbile, o caminhão o impulsionou a embarcar no desconhecido e descobrir um novo José Ricardo.

O luto é uma travessia. Lenta. Por vezes dolorosa, solitária, angustiante. Mas que também pode ser bela, engrandecedora, potente. É uma experiência que não é marcada somente por choro, dor e ausência. Por mais que seja, sim, um momento de crise, que pode ser vivido como um trauma, quando há recursos internos e suporte, pode também suscitar profundas e preciosas reflexões e inaugurar uma maneira mais consciente e doce de estar no mundo. Há momentos sublimes na doença e no luto, de reconciliações, de aprofundar relações e de reavaliações que mudam o peso das coisas e tornam a vida mais leve.

No livro *Making Health Care Whole*,[9] Puchalski traz o relato de um pai cujo filho estava com um câncer incurável em estágio avançado. Mesmo descrevendo a vivência como o pior pesadelo de um pai e de uma mãe, o homem conta que o adoecimento e a perda iminente do filho tiveram um efeito inesperado: ele e a esposa fortaleceram sua fé, o amor que sentem um pelo outro, o apreço pela comunidade e pela igreja que os acolheu. Disse ter ganhado uma outra compreensão sobre o que realmente importa na vida. A forma como ele descreveu o que viveu ecoou em mim: "se não fosse a pior experiência da minha vida, seria a melhor".

Embora a percepção da espiritualidade seja facilitada quando atravessamos períodos difíceis, a boa notícia é que não precisamos que nosso mundo se quebre em dois para contemplarmos essas questões. Podemos refletir e reavaliar nossa rota quando tudo está aparentemente bem.

O que é sagrado para você?
Quais são os valores cardinais que guiam a sua vida – isto é, tudo aquilo que é inegociável ou inviolável para você?
O que te conecta com o sagrado?
Como manter essa conexão diante das outras demandas da vida?

Espiritualidade, sentido, significado. São expressões individuais. É preciso se conectar com uma espécie de fé, de confiança em si e na vida para trilhar o próprio caminho. Joseph Campbell, autor de *O poder do mito*[10] e *O herói de mil faces*,[11] diz: "Na caverna que você tem medo de entrar está o tesouro que você procura". Na minha experiência isso foi absolutamente verdadeiro.

***

Quando eu era criança, ainda bem pequena, tinha uma obsessão: queria comprar uma casa. Não uma casinha de boneca, mas uma casa de verdade. Curiosamente, a imagem da casa se repetiu em diversos momentos da minha história – ora literal, ora simbolicamente – e em muitos momentos elas pareciam se (con)fundir.

Foi, fisicamente, dentro da casa em que hoje moro que grande parte do que narro neste livro transcorreu. Conforme os anos foram se passando, percebi que essa casa e eu, de alguma maneira, tínhamos certa sintonia: ela parecia manifestar fora o que eu estava vivendo dentro. Quando vi minhas estruturas serem abaladas, essa casa também era remexida por dentro. Quando vivi meus lutos, fiz duas reformas nessa casa e era escancarada a sintonia: eu tirei os móveis de dentro, derrubei paredes, abri portas e janelas. Senti o vazio. Fiquei nele. Tive dúvidas. Escolhi o que manter e o que jogar fora, abri novos espaços dentro de mim, integrei minha sala com a cozinha, pus fundação e tijolo onde não tinha, mudei os móveis de posição, deixei a poeira assentar, ganhei uma nova cor, uma nova identidade, me olhei diferente. Cheia de memórias e de vontades, me entreguei para sentar e simplesmente apreciar a paisagem da vida, degustando minha história.

Descobri que, para seguir adiante, não era preciso apagar o que eu tinha vivido. Pelo contrário. Minha casa ganhou marcas, símbolos, sentido e significado. Cada canto dela tem memória. Minha casa está repleta de história – a minha história. Por vezes, me angustiei querendo ordenar algo ainda em ruínas. Queria que um novo chão se apresentasse sob meus pés, que me revelasse logo o novo caminho a ser seguido... Mas ele ainda não existia.

Fui convidada a ficar nesse abismo. Nesse espaço entre em que o velho não existe mais e o novo ainda não surgiu. Bardo, dizem os budistas.

Que bom que aceitei o convite.

Eu e minha casa nos transformamos juntas. Muitos pilares foram mantidos, mas houve demolição, rupturas e adaptações.

No meu corpo, na minha casa e também neste livro honro minha história. Eles abrigam a potência da vida, do amor, do vínculo e da transformação.

Para aprofundar e se inspirar

LIVROS

- *Apaixonado pelo mundo*, Mingyur Rinpoche e Helen Tworkov (Lúcida Letra, 2019)
- *O livro tibetano do viver e do morrer*, Sogyal Rinpoche (Palas Athena, 2013)
- *The Wisdom Pattern*, Richard Rohr (Franciscan Media, 2020)
- *O desaparecimento dos rituais*, Byung-Chul Han (Vozes, 2021)
- *Em busca de sentido*, Viktor Frankl (Vozes, 1991)
- *Making Health Care Whole*, Christina Puchalski e Betty Ferrell (Templeton Press, 2010)
- *The Art of Holding Space*, Heather Plett (Page Two Books, Inc., 2020)
- *Histórias que curam*, Rachel Naomi Remen (Ágora, 1998)

O CONTO DA ILHA
DESCONHECIDA

Ao Carreira,
desejando sorte, aven-
tura — e trabalho,
porque sem trabalho
a sorte nada vale
e a aventura não
dá o primeiro passo

José Saramago
24.XI.70(?)

Posfácio

"As palavras aconselham, sugerem,
insinuam, ordenam, impõem, segregam,
eliminam.
São melífluas ou azedas. O mundo
gira sobre palavras lubrificadas com
óleo de paciência.
O silêncio escuta, examina, observa,
pesa e analisa. O silêncio é fecundo.
O silêncio é a terra negra e fértil, o húmus
do ser, a melodia calada sob a luz solar.
Caem sobre ele as palavras.
Todas as palavras.
As palavras boas e as más. O trigo e o joio.
Mas só o trigo dá pão."

José Saramago[1]

Sempre tive convicção de que teria filhos e plantaria árvores. Já um livro nunca me imaginei escrevendo. A vida, claro, é sempre maior do que nossos planos e cá estou eu escrevendo estas linhas e, você, lendo minhas palavras. Do impulso inicial de compartilhar esta história para de fato começar a fazê-lo foram anos. E não era só disciplina ou determinação que faltava; talvez tenha sido o tempo necessário para que esta história decantasse dentro de mim, se integrasse e emergisse de forma coesa e, espero, mais sábia.

O entendimento de que eu deveria escrever um livro surgiu devagar. Eu sabia que queria contar a nossa história e dizer ao mundo o que e quem nos ajudou. Primeiro veio um projeto presencial, o Café com Cuidado, além da publicação de alguns relatos nas redes sociais. Uma época cogitei fazer um documentário; fiz alguns registros em vídeo, mas havia muito que eu queria dizer. Cheguei a rascunhar um livro, mas guardei na gaveta.

Um ano se passou. Veio a pandemia, com mais morte, mais lutos. Depois de tantos anos acompanhando processos de adoecimento, lidando com urgências que não podiam esperar e, em seguida, ausências e vazios, percebi que minha capacidade de sonhar havia ficado um tanto abalada. Quando perdemos alguém que amamos, quando tudo que era sólido evapora e somos lançados numa espécie de noite escura da alma, faz sentido que isso aconteça. Ainda assim, as faíscas de desejo – de elaborar, contar, compartilhar – surgem.

O momento em que finalmente viraram chama veio depois de revisitar uma memória. Deitada em uma rede, me lembrei de quando encontrei José Saramago. Tinha 15 anos e fazia parte de um grupo de teatro, o grupo Corre-mão. Queríamos adaptar *O conto da ilha desconhecida* e, ao saber que Saramago viria ao Brasil, tomei uma decisão. "Vou até ele."

O autor havia marcado uma coletiva de imprensa em um Sesc. A missão de se infiltrar no meio de tantos jornalistas, passar por seguranças e ainda conseguir uma palavra com ele parecia um tanto impossível. Mas, curiosamente, nada disso me preocupava. Os anos de teatro sob orientação de um professor que é responsável por muito do que sou hoje me trouxeram uma boa dose de confiança.

Numa aula sobre presença, Saliba disse que, se quiséssemos andar na rua sem que ninguém nos abordasse, devíamos caminhar demonstrando segurança: peito aberto, olhar na altura do horizonte, um passo firme de cada vez, conectados com nosso centro.

Foi assim que, acompanhada de minha prima que também integrava o grupo, passei por todas as barreiras que me separavam do célebre escritor. Não busquei esconder a minha idade nem me disfarçar de jornalista. De calça jeans, camiseta com o símbolo do Om e brincos de pena de galinha-d'angola, entrei naquele teatro com a convicção de quem sabia onde tinha que estar. Ninguém me parou.

"Oi, Saramago."

Me sentei ao seu lado e contei o motivo da minha vinda. Nosso encontro durou cinco minutos, se tanto. Mas, para mim, foi uma eternidade, um momento fora do tempo. Não lembro o que ele disse – talvez, na verdade, não tenha entendido muita coisa por conta do forte sotaque português. O que me marcou, na verdade, foi perceber aonde meu atrevimento havia me levado. Estava sentada com o Saramago! Enquanto ele escrevia uma dedicatória no meu livro, fiquei ali, reparando em suas pernas cruzadas, os sapatos lustrosos, alguns pelos nas orelhas e nariz, as veias nas mãos, a sua pele com tantas histórias, a aliança no dedo fruto de seu relacionamento de décadas com Pilar, seu grande amor e estrutura.

Essa foi a mensagem que Saramago deixou:

"Ao [grupo] Corre-mão,
desejando sorte, aventura – e trabalho, porque sem trabalho a sorte nada vale e a aventura não dá o primeiro passo".

Para conseguir escrever este livro, procurei me conectar à coragem e ousadia da Júlia aos 15 anos de idade, que sonhava com projetos grandiosos e estava disposta a arregaçar as mangas para concretizá-los. Li muito, pesquisei, entrei em contato com especialistas e também com memórias intensas. Escrevi e reescrevi muita coisa.

Será que encontrei o tom certo? Será que cheguei aonde queria chegar?

Nunca me senti pronta, mas estava disposta a encarar o desconhecido. Quando os medos e as dúvidas ameaçavam me paralisar, pedia coragem e sabedoria. Respirava e me sentava no meu tapete. E foi assim, caminhando, que me convenci:

Não sou escritora, mas tenho uma história para contar. Vou escrever um livro.

A você que me lê neste instante, desejo também: sorte, aventura e trabalho!

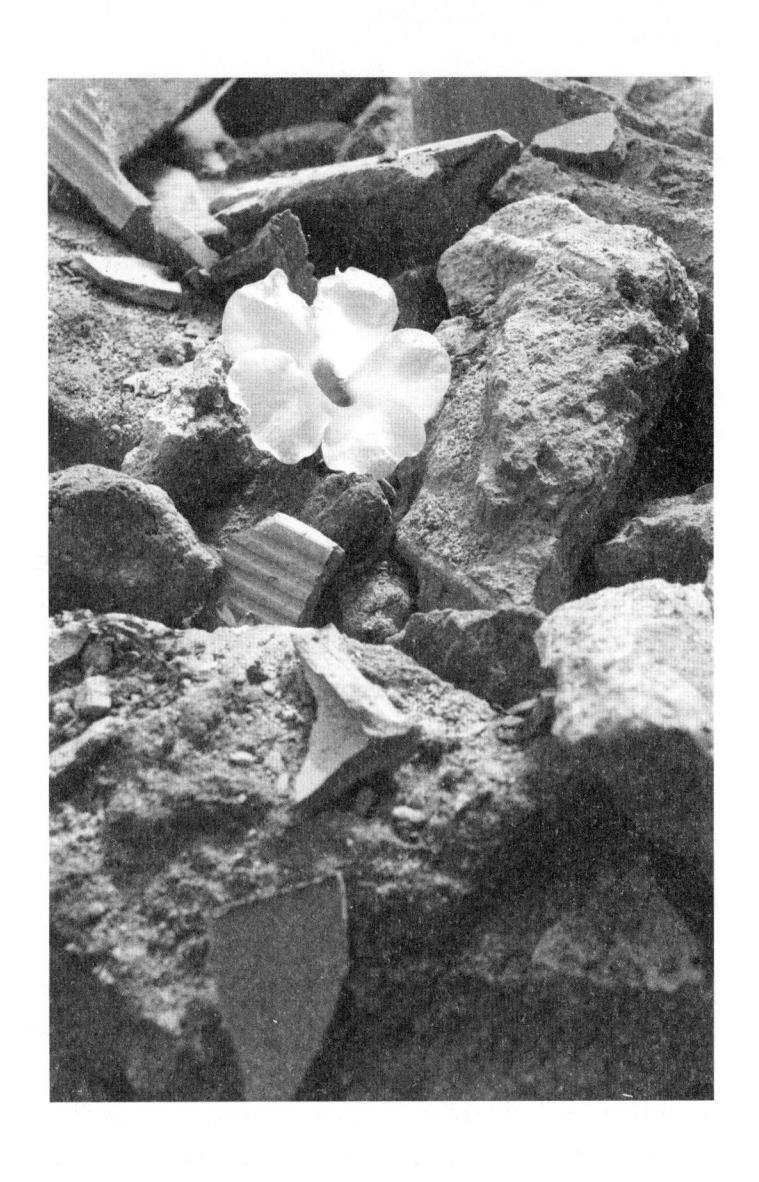

Agradecimentos

"Vande gurunam caranaravinde
Sandarshita svatmasukhavabodhe
Nishreyase jangalikayamane
Samsara halahala mohashantyai"*

O conhecimento da yoga, assim como de muitas práticas tradicionais, sempre foi transmitido oralmente: de professor a aluno, guru a discípulo. Guru é aquele que ilumina, que leva luz para onde está escuro. Através do convívio com o aluno, dia após dia, o professor oferece um pouco da chama que carrega consigo – e relembra esse estudante de que essa chama também existe dentro dele. O aluno, então, será responsável por manter a chama acesa para, então, trilhar seu próprio caminho e fazer suas próprias descobertas. Nessa minha trajetória, foram muitas as pessoas que ofereceram um pouco de luz onde estava difícil enxergar. Este livro é fruto da generosidade de muitas pessoas às quais tenho tanto a agradecer!

---

* Mantra feito antes do início da prática de Ashtanga Vinyasa Yoga. Trata-se de uma reverência e um agradecimento a todos que mantiveram a chama da sabedoria acesa.

Começo por Saliba Filho e Andrea Felice, professores na escola quando eu tinha 12, 13 anos. Vocês plantaram em mim as primeiras sementes do que hoje floresce em minha vida. Estendo também meu agradecimento a todos os professores que cruzaram meu caminho: na escola, na faculdade, teatro, yoga, nas pós-graduações que fiz. Às experiências que tive e que me impulsionam a um caminho de desenvolvimento humano. Agradeço a todas as pessoas que mantiveram acesa a chama dos conhecimentos tradicionais, que me ofereceram uma visão de mundo que me sustentou nessa travessia. Meus alunos, os de hoje e os que já passaram por mim, a quem ofereço um pouco dessa chama, obrigada.

Aos meus colegas do Núcleo de Cuidados Integrativos do Hospital Sírio-Libanês, minha reverência e respeito. Agradeço pela oportunidade de estar ao lado de cada um de vocês. Ao curso de Medicina Integrativa do Einstein que me abriu para tantos novos caminhos, obrigada!

Agradeço à Marcella Barbosa: além de amiga, uma irmã de alma, foi minha terapeuta no começo de toda esta história. Agradeço o colo e a sustentação que me ofereceu. Médicos, enfermeiros e demais profissionais que apoiaram meus pais (e a mim) ao longo desses anos de cuidado, minha gratidão. Quinha, obrigada por se manter perto.

É chegada a hora de agradecer a quem fez parte da construção deste livro. Começo pelas pessoas que me acompanham nas redes sociais: os depoimentos de vocês foram fermento e me fizeram ter a dimensão da relevância desse projeto. Gregory Caniche, por sua provocação: "Você deveria escrever um livro" e também pela amizade infinita. Cadão Volpato, para quem mostrei meus escritos e me disse: "Você precisa contar essa história". Tomas da Veiga Pereira, que, respondendo à pergunta "Como faço para escrever um livro?", me ofereceu as primeiras pistas que me guiaram nessa aventura. Clarissa Pombo de Oliveira, você foi a testemunha de que por tantas vezes senti falta. Este livro não existiria sem você. Agradeço aos nossos filhos, Martin e Martim, pelo nosso encontro. Nil Pereira, Edna Ramos, Neide Marques, Eugenia Quinones, Jaqueline Lima, Bárbara Silva: mulheres que foram, cada uma num momento, minha rede de apoio em casa e me ofereceram tempo para escrever. João Jardim, obrigada! Gabi Aguerre, escritora e professora, obrigada por seu olhar generoso e inspirador. Tati Eskenazi, obrigada por nossas trocas e por me apresentar o texto de Vírginia. Alice Viggiani, obrigada por ler e comentar tão atentamente o manuscrito final.

Felipe Brandão, agradeço por acreditar nesse projeto desde o início e oferecer ao meu livro uma casa. Fernanda Simões Lopes, Bernardo Machado e toda a equipe da Editora Planeta, obrigada! Alexandre Coimbra Amaral, que alegria receber o seu sim! Agradeço por apadrinhar este livro! Ana Claudia Quintana Arantes, obrigada por todos os caminhos que já abriu para tanta gente e por suas palavras que acompanham este livro.

Agradeço aos profissionais que consultei ao longo de minhas pesquisas: Luciana Dadalto, Lília Lavor, Erika Pallottino, Gisela Adissi, Lia Abbud, Jeanne Pilli: obrigada a cada uma pelas conversas que tivemos. Valéria Tinoco, Cris Chiofalo, Fabio Romano, Debora Genesini, Ana Galante, Silvia Breim e Luis Pelegrini, pela participação no Café com Cuidado. Regina Chamon, amiga, médica, uma mulher que admiro e em quem confio. Agradeço nossa amizade e também sua revisão no texto sobre a Medicina Integrativa. Daniel Forte, por todo o cuidado; à médica Carolina Sarmento, por sua torcida e amizade, por todo o conhecimento sobre Cuidados Paliativos que você compartilha de forma tão acessível e embasada. Você me inspira! Obrigada por sua revisão no texto técnico do Capítulo 5 e por segurar a minha mão. Gabriela Casellato, por cuidar de meu pai, de mim e também pela torcida pelo livro, todos os comentários e revisão nos textos que tratam do luto. Plínio, o que dizer? Nos encontramos! Difícil colocar em palavras o respeito, amor e admiração que sinto por você. Agradeço por nossa conexão natural. Amo você! Roberto Miguel, uma das primeiras pessoas a quem confessei que queria escrever um livro e desde o início me ofereceu apoio, amizade e sua bênção. Mari Harder, Ed Viggiani, Lorena Dini: pelos registros fotográficos; Ibirá Machado, amigo querido, pelos registros em vídeo e por seu carinho, sempre; Mari Guimarães, pela amizade e pelas artes que fizeram parte do projeto inicial deste livro; Roberta Cardoso, Renata Sung e Paola Bianchi, que também participaram. Gustavo Palluto, que seguiu com as artes do Mapas do Cuidado. Lilian Trigo, obrigada por todo o seu apoio e por torcer tanto por esse projeto. You rock! Tati Lima, agradeço por sua torcida por esse e tantos projetos, e pelo nome que soprou para o Capítulo 4. Tom Almeida, um amigo, uma pessoa que me inspira. Obrigada por tudo o que você faz e também por me apresentar aos queridos Steve Pantilat, Roy Remer, AnaMi, Juliana Dantas e tantas outras pessoas magníficas! Lygia da Veiga Pereira, agradeço por nossa conversa e também por você me conectar a mulheres tão lindas e inspiradoras: Maria Carramaschi, Gabriela Carramaschi e Regina da Veiga Pereira. À Regina, especialmente, agradeço pelo carinho, pela torcida animada e também por seu olhar generoso. A história da maionese me trouxe muitos ensinamentos, entre eles, o convite a confiar no processo. Obrigada, minha querida!

Aos meus amigos e amigas que fazem minha vida mais colorida e alegre: amo vocês! Serena Assumpção (*in memoriam*): como eu queria que você estivesse aqui! Amo você, para sempre.

Às minhas famílias de origem, Jalbut e Viggiano, e também aos amigos e amigas de meus pais: obrigada por todo carinho e apoio, sempre. Agradeço a família que recebi ao me casar, especialmente à Renata, minha "sogrosa", sempre tão presente e carinhosa comigo e com todos nós.

Ao Diogo, meu parceiro nesta e em tantas outras aventuras: obrigada por ter me mandado aquele e-mail e por estar ao meu lado em todos os momentos. Minha vida é mais colorida e animada ao seu lado. Te amo, Di, infinito e além!

Martim, meu filho, obrigada por não esperar. Sua chegada foi um grande presente! Te amo *para sempre, sempre, sempre.*

A você que chegou até aqui: obrigada por sua companhia! Espero que esta leitura tenha sido enriquecedora de alguma maneira para você!

A todos que darão força para este projeto chegar a mais pessoas, já deixo expressa minha gratidão.

Aos meus pais, por absolutamente tudo.

Referências

CAPÍTULO 1

1. WOOLF, Virginia. *Sobre estar doente*. São Paulo: Nós, 2021. p. 19 e 20.
2. Ibidem, p. 21 e 22.
3. Ibidem, op. cit., p. 32.
4. Ibidem, p. 33 e 34.
5. BRACKETT, Marc. *Permissão para sentir*. São Paulo: Sextante, 2021. p. 9.
6. WOOLF, op. cit., p. 24.
7. KUSHNER, Harold. *Quando coisas ruins acontecem às pessoas boas*. São Paulo: Nobel, 2010.
8. WOOLF, op. cit., p. 6 e 7.

CAPÍTULO 2

1. REMEN, Rachel Naomi. *O paciente como ser humano*. São Paulo: Summus Editorial, 1993. p. 45.
2. "Reforma nos corações" – Entrevista de Dalai Lama. *IstoÉ*, 14/04/1999. Disponível em: https://istoe.com.br/30198_REFORMA+NOS+CORACOES/. Acesso em: 17 jan. 2023.
3. REMEN, op. cit., p. 24.
4. SMITH, Anna Deavere (roteiro e monólogo). "Let me down easy". Dezembro de 2009.
5. LELOUP, Jean-Yves. *Cuidar do ser*: fílon e os terapeutas de Alexandria. 15. ed. Rio de Janeiro: Vozes, 2021. p. 70.
6. BOFF, Leonardo. *Saber cuidar*. Rio de Janeiro: Vozes, 2014.
7. BONDER, Nilton (Rabino). "Os domingos precisam de feriados".

CAPÍTULO 3

1. KLEINMAN, Arthur. *The Soul of Care*: the moral education of a husband and a doctor. Londres: Penguin Books, 2019. [Tradução livre]. edição Kindle, posição 3.
2. HALIFAX, Joan. *Presente no morrer*: cultivando compaixão e destemor na presença da morte. Rio de Janeiro: Gryphus Editora, 2018.
3. LIMA, Paulo de Tarso. *Medicina integrativa:* a cura pelo equilíbrio. São Paulo: MG Editores, 2009.
4. KLEINMAN, op. cit., edição Kindle, posição 177.
5. BOFF, op. cit., edição Kindle, posição 24.

CAPÍTULO 4

1. ROSA, João Guimarães. *Grande Sertão*: Veredas. São Paulo: Companhia das Letras, 2019.
2. OSTASESKI, Frank. *Os cinco convites*: descobrindo o que a morte pode nos ensinar sobre viver plenamente. Rio de Janeiro: Sextante, 2018. p. 112.
3. WALLACE, B. Alan. *Budismo tibetano*: abordagem prática de seus fundamentos para a vida moderna. Rio de Janeiro: Vozes, 2016. p. 74.
4. OSTASESKI, Frank. *Os cinco convites*: descobrindo o que a morte pode nos ensinar sobre viver plenamente. Rio de Janeiro: Sextante, 2018. p. 13.

CAPÍTULO 5

1. Citação tirada do "A Tribute to Dame Cicely Saunders", de Robert Twycross (Memorial Service, 8 March 2006). Disponível em: https://www.stchristophers.org.uk/about/damecicelysaunders. Acesso em: 16 maio 2023.
2. TOLSTÓI, Liev. *A morte de Ivan Ilitch*. São Paulo: Editora 34, 2009.
3. SAUNDERS, Cicely. *The management of patients in the terminal stage*: the first published in cancer. London: Butterworth and Company, 2006. p. 403-417.
4. PANTILAT, Steven. *Life after the diagnosis:* expert advice on living well with serious illness for patients and caregivers. Estados Unidos: Da Capo Lifelong Books, 2017.
5. TEMEL, Jennifer et al. Early palliative care for patients with metastic not-small-cell lung cancer. *New England Journal of Medicine* (NEJM), n.n 2010.
6. THE ECONOMIST INTELLIGENCE UNIT. The 2015 Quality of Death Index. *The Economist*, 2015. Disponível em: https://impact.economist.com/perspectives/sites/default/files/2015%20EIU%20Quality%20of%20Death%20Index%20Oct%2029%20FINAL.pdf. Acesso em: 17 jan. 2023.
7. ARANTES, Ana Claudia Quintana. *A morte é um dia que vale a pena viver:* e um excelente motivo para se buscar um novo olhar para a vida. Rio de Janeiro: Sextante, 2019.
8. ARAÚJO, Glauco. "Sindicato de cemitérios e crematórios lista 70 decisões burocráticas a serem tomadas após morte de um familiar". *Portal G1*, 2 nov. 2018. Disponível em: https://g1.globo.com/sp/sao-paulo/

noticia/2018/11/02/sindicato-de-cemiterios-e-crematorios-lista-70-decisoes-burocraticas-a-serem-tomadas-apos-morte-de-um-familiar.ghtml. Acesso em: 17 jan. 2023.

9   DOUGHTY, Caitlin. *Para toda a eternidade*: conhecendo o mundo de mãos dadas com a morte. São Paulo: Darkside, 2019. p. 208.

CAPÍTULO 6

1   ARIÈS, Philippe. *O homem diante da morte*. São Paulo: Unesp, 2014.

2   BARCELLOS, Gustavo. "A vertigem das gavetas". *Gustavobarcellos.net*, 2014. Disponível em: http://www.gustavobarcellos.net/a-vertigem-das-gavetas/. Acesso em: 16 dez. 2022.

3   CASELLATO, Gabriela. *Luto por perdas não legitimadas na atualidade*. São Paulo: Summus Editorial, 2020. p. 25.

4   FRANCO, Maria Helena Pereira. *O luto no século 21*: uma compreensão abrangente do fenômeno. São Paulo: Summus Editorial, 2021.

5   WARNER, Jan. *Grief Day by Day*: simple practices and daily guidance for living with loss. Califórnia: Althea Press, 2018. Edição Kindle, posição 30.

6   KÜBLER-ROSS, Elisabeth. *Sobre a morte e o morrer*: o que os doentes terminais têm para ensinar a médicos, enfermeiras, religiosos e aos seus próprios parentes. São Paulo: WMF Martins Fontes, 2017.

7   KÜBLER-ROSS, Elisabeth; KESSLER, David. *On Grief and Grieving*: finding the meaning of grief through the five stages of loss. Reino Unido: Simon & Schuster Ltd., 2014.

8   MÃE, Valter Hugo. *Sempre serei o teu abrigo*. São Paulo: Biblioteca Azul, 2021. p. 30.

CAPÍTULO 7

1   MÃE, Valter Hugo. *O filho de mil homens*. São Paulo: Cosac Naify, 2011. p. 188.

2   Epígrafe Geoffrey Gorer.

3   JAFFE, Noemi. *Lili*: novela de um luto. São Paulo: Companhia das Letras, 2021. p. 27-28.

4   DIDION, Joan. *O ano do pensamento mágico*. Rio de Janeiro: Harper Collins Brasil, 2021. p. 202.

5   Harvard Study of Adult Development, 1938-2013. Disponível em: https://www.maelstrom-research.org/study/hsad. Acesso em: 16 maio 2023.

6   GROLLMAN, Earl A. *Talking about death: a dialogue between parent and child*. Boston: Beacon Press, 2011.

7   GROLLMAN, Earl A., op. cit.

8   GROLLMAN, Earl A., op. cit.

9   FRANCO, op. cit., edição Kindle, posição 122.

10 FRANCO, op. cit. edição Kindle, posição 125.

CAPÍTULO 8

1. HELLINGER, Bert. "Oração aos antepassados".
2. RINPOCHE, Mingyur; TWORKOV, Helen. *Apaixonado pelo mundo*: a jornada de um monge pelos bardos do viver e do morrer. Rio de Janeiro: Lúcida Letra, 2019.
3. RINPOCHE, Sogyal. *O livro tibetano do viver e do morrer*. São Paulo: Palas Athena, 2013.
4. ROHR, Richard. *The Wisdom Pattern*: order, disorder, reorder. Cincinnati: Franciscan Media, 2020. p. 13-15.
5. "O Lugar da Sabedoria". Locutor: Roberto Miguel. Podcast Irmã Morte: histórias de um capelão hospitalar, setembro 2020. Disponível em: https://open.spotify.com/episode/2P2CczkoSv6yShf60j5PEl?si=LVelxDDyQ4yFhnP9bgP4Vw. Acesso em: 14 jan. 2023.
6. HAN, Byung-Chul. *O desaparecimento dos rituais*: uma topologia do presente. Rio de Janeiro: Vozes, 2021. edição Kindle, posições 8 e 9.
7. HAN, Byung-Chul, op. cit., edição Kindle, posição 8.
8. FRANKL, Viktor E. *Em busca de sentido*: um psicólogo no campo de concentração. Rio de Janeiro: Vozes, 1991.
9. PUCHALSKI, Christina M.; FERRELL, Betty. *Making Health Care Whole*: integrating spirituality into health care. Pensilvânia: Templeton Press, 2010.
10. CAMPBELL, Joseph. *O poder do mito*. 29. ed. São Paulo: Palas Athena, 2014.
11. Idem, *O herói de mil faces*. São Paulo: Pensamento, 1989.

POSFÁCIO

1. SARAMAGO, José. *Deste mundo e do outro*. Lisboa: Editorial Caminho, 1997. p. 55-56.

Mapas do cuidado

Quando meus pais ficaram doentes, e também depois, ao me deparar com as muitas emoções (e decisões) da morte e do luto, senti falta de referências para me sustentar e me orientar. Por isso, além de escrever este livro, resolvi reunir informações, inspirações e recursos práticos para cuidadores e criei o site Mapas do Cuidado. Um mapa não consegue representar um lugar real com total fidelidade, mas pode oferecer pistas valiosas do que poderemos encontrar no caminho.

O QR Code a seguir levará você à página Territórios do Cuidado no meu site, que está organizada em diferentes momentos da vida. Os territórios que mais conversam com este livro são: Adoecimento e cuidados; Fim de vida e morte; Luto; e Para todos os momentos.

https://www.mapasdocuidado.com/territorios-do-cuidado

Espero que o mapa contribua para ampliar a sua visão, acolher suas emoções e fazer movimentos propositivos em prol de você mesmo, de quem recebe seus cuidados e da sociedade como um todo.